Eftichia Duketis

Der erweiterte kognitive Phänotyp des Autismus

Eftichia Duketis

Der erweiterte kognitive Phänotyp des Autismus

Exekutive Dysfunktion, schwache zentrale Kohärenz und Defizite beim Erkennen von Emotionen unter Verwandten von Autisten

Tectum Verlag

Eftichia Duketis

Der erweiterte kognitive Phänotyp des Autismus.
Exekutive Dysfunktion, schwache zentrale Kohärenz und Defizite beim Erkennen von Emotionen unter Verwandten von Autisten

Zugl.: Frankfurt, Univ. Diss. 2008

ISBN: 978-3-8288-9702-1

Besuchen Sie uns im Internet
www.tectum-verlag.de

Bibliografische Informationen der Deutschen Nationalbibliothek
Die Deutsche Nationalbibliothek verzeichnet diese Publikation in der Deutschen Nationalbibliografie; detaillierte bibliografische Angaben sind im Internet über http://dnb.ddb.de abrufbar.

Inhaltsverzeichnis

Abkürzungsverzeichnis

Abb.	Abbildung
ADHS	Aufmerksamkeitsdefizit-/ Hyperaktivitätsstörung
ADI-R	Autism Diagnostic Interview- revised
ADOS	Autism Diagnostic Observation Schedule
APA	American Psychiatric Association
AUT	Stichprobe der Eltern von Probanden mit Autismus
CPM	Coloured Progressive Matrices
DSM	Diagnostic and Statistical Manual of Mental Disorders
EEG	Elektro-Enzephalographie
EFT	Embedded-Figures-Test
engl.	englisch
FEFA	Frankfurter Test und Training des Erkennens von fazialem Affekt
fMRT	funktionelle Magnetresonanztomographie
GB	Stichprobe der Eltern von Probanden mit geistiger Behinderung
griech.	griechisch
ICD	International Classification of Mental and Behavioral Disorders
IMGSAC	International Molecular Genetic Study of Autism Consortium
IQ	Intelligenzquotient
M	Mittelwert
NOS	not otherwise specified
p	Probability (Wahrscheinichkeit)

PDD	pervasive developmental disorder
PET	Positron-Emissions-Tomographie
PPVT	Peabody Picture Vocabulary Test
SD	Standardabweichung
sec	Sekunde
SPM	Standard Progressive Matrices
SPSS	Statistical Package for the Social Sciences
SZK	Schwache zentrale Kohärenz
Tab.	Tabelle
TMT	Trailmaking-Test
ToM	Theory of Mind
TvH	Turm von Hanoi
FSK	Fragebogen über Verhalten und soziale Kommunikation
WCST	Wisconsin-Card-Sorting-Test
WHO	World Health Organization (Weltgesundheitsorganisation)
$\eta 2$	Koeffizient eta-quadrat

Verzeichnis der Abbildungen

Verzeichnis der Diagramme

Verzeichnis der Tabellen

Zusammenfassung

Autismus ist eine Störung hoher Heritabilität. Milde, subklinische Varianten (erweiterter Phänotyp) autistischen Verhalten finden sich gehäuft unter erstgradig Verwandten. Die Spezifität neuropsychologischer Defizite, wie *schwache zentrale Kohärenz* und *exekutive Dysfunktionen*, für diesen *erweiterten Phänotyp* ist noch unklar und wurde in dieser Studie untersucht.

Elternteile zweier Diagnosegruppen gingen in die Studie ein: 63 Mütter und Väter autistischer Kinder sowie 30 von Patienten mit einer geistigen Behinderung ohne Autismus. Vier klassische Messungen zu Exekutivfunktionen (*Wisconsin Card Sorting Test, Turm von Hanoi, Trailmaking Test A und B*) und zwei zur zentralen Kohärenz (Embedded Figures Test und Mosaiktest) wurden bei den Verwandten erhoben und verglichen, wobei Alters-, Intelligenz- und Geschlechtseinflüsse kontrolliert wurden.

Eltern autistischer Kinder zeigten im Vergleich zu den beiden anderen Gruppen signifikant bessere Leistungen im *EFT*. Im *Mosaiktest* und den Tests zu exekutiven Funktionen und Affektidentifikation gab es keine signifikanten Unterschiede.

Es zeigten sich deutliche Hinweise dafür, dass eine erhöhte Figur-Grund-Differenzierung (›*Disembedding*‹), im Sinne einer schwachen zentralen visuellen Kohärenz, ein Kernmerkmal des erweiterten kognitiven Phänotyps für Autismus unter Eltern darstellt. Zudem wies dieses Merkmal in der vorliegenden Arbeit eine hohe Spezifität auf.

Summary

Autism is a disorder of high heritability. Subclinical variants have been found in first-degree relatives of autistic individuals and are a *Broader Phenotype* of the disorder. The specificity of neuropsychological deficits like *Weak Central Coherence, affect recognition* and *Executive Dysfunction* for the *broader phenotype* is still unclear and is the objective of this study.

Two groups of individuals were investigated in this study: The sample included 63 parents of persons with autism and 30 parents of children with mental retardation. Data on four executive function tests, two scales indicative of *Weak Central Coherence* and one *Theory of Mind task* were collected in all participants and performance compared within groups. Differences in age, intelligence and sex were assessed and controlled.

Parents of autistic individuals showed superior performance on the *Embedded Figures Test*. The *Wechsler Block Design Test* and the remaining neuropsychological tests for executive function and affect recognition did not show sufficient specificity.

Our findings imply that an enhanced visual disembedding capacity could be a core characteristic of the broader cognitive phenotype of autism in close relatives, showing sufficient specificity for the disorder.

1 Einleitung

1.1 Historisches zum Autismus

Autismus wurde zum ersten Mal von dem austro-amerikanischen Kinderarzt Leo Kanner als diagnostische Entität beschrieben. In seinem Artikel *»Autistische Störungen des affektiven Kontaktes«* (Kanner 1943) schilderte er Verhaltensauffälligkeiten von elf Kindern aus seiner Klinik, der John Hopkins Universität in Baltimore/USA, die sich in einigen Merkmalen sehr ähnelten. Die Kinder fielen ihm durch einen anhaltenden Mangel an Bedürfnis nach Sozialkontakten auf sowie durch ihre Unfähigkeit, normale Beziehungen aufzubauen. Neben den sozialen Schwierigkeiten erkannte Kanner in allen Fällen auch kommunikative Defizite. Drei der elf Kinder waren stumm, und die sprechenden Kinder zeigten eine Reihe qualitativer, sprachlicher Auffälligkeiten. Kanner beschrieb bei einigen der Kinder stereotype, motorische Bewegungen. Sie reagierten außerdem sehr empfindsam auf Veränderungen ihrer Umgebung oder ihres Tagesablaufs. Diese Erstbeschreibung lieferte insgesamt eine prägnante, phänomenologische Beschreibung der Erscheinungsform des Autismus, die wir heute als *frühkindlichen Autismus* bezeichnen. Trotz mehrerer Änderungen der diagnostischen Kriterien des Autismus über die Jahre blieben die von Kanner beschriebenen Kernmerkmale in allen diagnostischen Versionen unverändert.

Ungefähr zur gleichen Zeit und unabhängig vom Kinderarzt Leo Kanner veröffentlichte der Wiener Arzt Hans Asperger einen Artikel, in dem er eine Gruppe von Patienten beschrieb, die er als *›Autistische Psychopathen‹* bezeichnete (Asperger 1944). Der Artikel beinhaltete Fallbeschreibungen von Kindern mit massiven kommunikativen, affektiven und sozialen Defiziten. Im Unterschied zur Gruppe von Kindern, die von Kanner beschrieben wurden, zeigten diese jedoch keine Verzögerung der Sprachentwicklung, wenn auch die Sprechqualität im Sinne der Lautstärke, des Redeflusses und des sozialen Einsatzes von Sprache als deutlich verändert geschildert wurde. Die Veröffentlichung des Arztes erlangte in den Wirren des Zweiten Weltkriegs kaum Aufmerksamkeit und wurde nicht übersetzt. Erst in den 80ern griff die britische Psychologin Uta Frith die Habilitationsschrift von Asperger auf und übersetzte sie ins Englische. Lorna Wing, eine englische Psychiaterin, führte 1981 Untersuchungen an Kindern mit dem von Asperger beschriebenen Syndrom weiter und konzipierte eine klinische Definition des *autistischen Spektrums* (WING 1981). Sie ersetzte den von Asperger gewählten Terminus *autistische Psychopathie* durch die Bezeichnung *Asperger-Syndrom*, die bis heute geläufig ist.

Auch wenn das Krankheitsbild des Autismus durch Kanner erst 1943 beschrieben wurde, gab es bereits vorher Fallbeschreibungen von Kindern, die nach Kanners Maßstäben als autistisch einzustufen waren. Ein bekanntes Beispiel ist Viktor, der 1801 von Jean Itard, einem französischen Arzt und Taubstummenlehrer, als ›*Wilder Junge von Aveyron*‹ beschrieben wurde (ITARD 1962). Der Junge wurde als 11-Jähriger völlig verwildert im Wald von Aveyron aufgegriffen. Er war stumm und reagierte nicht auf menschliche Sprache. Außerdem war er unfähig, etwas nachzuahmen und interessierte sich nicht für die Spiele der anderen Kinder. Itard unternahm vergeblich mehrjährige Erziehungs- und Unterrichtsversuche unter der Hypothese einer kulturellen Deprivation des Jungen. Aufgrund des ausbleibenden Erziehungserfolges stufte Itard den Jungen schließlich als geistig behindert ein.

Für einige Verwirrung sorgte der Begriff des *Autismus* (griech. *autos* ›*Das Selbst*‹; *-ismos* ›*Bezug*‹), da dieser bereits 1911 von dem Schweizer Psychiater Eugen Bleuler (BLEULER 1911) zur Beschreibung eines Symptoms der Schizophrenie verwendet wurde. Bleuler wollte damit den Rückzug in eine aktive Fantasiewelt und die Selbstbezogenheit, wie sie unter einigen Schizophrenen zu beobachten ist, verdeutlichen. Wing betonte in ihrer Arbeit den Unterschied zwischen *Kanners Konzept des Autismus* und dem *schizophrenen Symptom Autismus* (WING 1976). Im Gegensatz zum schizophrenen Symptom zeichne sich kindlicher Autismus durch fehlende Positivsymptome aus.

In den Jahren nach Kanners Publikation spiegelte sich die Unschärfe der Begriffes *Autismus* in vielen Publikationen wider, die Autismus als den kindlichen Psychosen zugehörig ansahen. Eine konzeptuelle Loslösung der autistischen Störungen von schizophrenen Psychosen wurde erst gegen Ende der 80er Jahre mit der Erarbeitung der dritten Version des *Diagnostischen und Statistischen Manuals psychischer Störungen* der *APA* (*DSM-III*) (APA 1980) und der zehnten Fassung der *International Classification of Diseases* der *WHO* (*ICD-10*) (WHO 1992) erreicht. Diagnostische Unschärfen wurden damit reduziert und es entstand ein eindeutigeres Klassifikationssystem.

1.2 Klinik des Autismus

1.2.1 Klassifikationssysteme und klinische Erscheinungsbilder

Die Diagnose *Autismus* beruht bisher ausschließlich (wie in der Psychiatrie üblich) auf einer Beschreibung klinischer Verhaltensauffälligkeiten. Es ist noch nicht gelungen, eindeutige und objektive biologische Marker zu identifizieren und zur Diagnostik hinzuzuziehen. Den gesamten Umfang des autistischen Spektrums zu erfassen, abzugrenzen und Subkategorien zu schaffen bereitet mitunter Schwierigkeiten. Wir wissen heute, dass Störungen aus dem autistischen Spektrum Teil einer sehr heterogenen und vielschichtigen Störungsgruppe sind.

Kanner selbst bot trotz der sehr lebhaften Beschreibung autistischer Kinder in seiner Originalarbeit (Kanner 1943) keine operationalisierten, diagnostischen Kriterien für Autismus an. In einer späteren Arbeit diskutierten Kanner und Eisenberg (Kanner und Eisenberg 1957) fünf Merkmale, die sie als diagnostisch einordneten. Diese waren:

1. **tiefgreifender Mangel an affektivem Kontakt zu anderen Menschen,**
2. **ein zwanghafter Wunsch zum Aufrechterhalten aller gewohnten Rituale des Kindes und der Umwelt,**
3. **eine Faszination für Gegenstände, die mit feinmotorischer, repetitiver Bewegung benutzt wurden,**
4. **Mutismus oder eine Sprachqualität, die keinen wechselseitigen, kommunikativen Zweck erfüllte,**
5. **und gute kognitive Leistungen in Teilen der Erinnnerungsfähigkeit der Betroffenen.**

Des Weiteren wurde ein Erkrankungsbeginn vor dem 30. Lebensmonat angegeben. In der gleichen Arbeit wurden zwei Merkmale als Kernmerkmale des Autismus herausgestellt. Der Mangel an affektivem Kontakt und das Vorliegen von repetitiven, ritualisierten Verhaltensweisen.

Das *DSM-III* (APA 1980) war das erste Klassifikationssystem, das Autismus den *Entwicklungsstörungen* (*Pervasive Developmental Disorders*) anstatt den Psychosen (im *DSM* bisher *Psychosis with Origins Specific to Childhood*) zuordnete. Die 3. Auflage des Manuals stellte insgesamt einen echten Paradigmenwechsel in der Psychiatrie dar. Psychoanalytischen Theorien wichen zugunsten einer deskriptiven, operationalisierten Diagnostik. Der von Kraepelin geprägte *Krankheits*begriff wurde durch den *Störungs*begriff relativiert. Mit dem Begriff *pervasive* sollte verdeutlicht werden, dass die Entwicklungsstörung nicht umschrieben ist, sondern alle Bereiche des kindlichen Lebens betrifft. Sie liegt von Geburt an vor und persisitiert. Diese Auffassung impliziert eine Verlagerung des Pathogeneseverständnisses von einer psychogenen zu einer organischen Theorie. Die letzte Fassung des *DSM* ist das *DSM-IV-TR* (APA 2000), das sich den Diagnosekriterien des *ICD-10* (WHO 1992) annähert.

Autistische Verhaltensstörungen werden gemäß *ICD-10* innerhalb des Komplexes *tiefgreifender Entwicklungsstörungen* zusammengefasst. Der Begriff *tiefgreifend* ist analog zu dem *pervasive* aus der *DSM* zu verstehen. Die Störungen sind Folge nicht nur einer verzögerten sondern auch einer qualitativ abweichenden Entwicklung. Subkategorien wie das *Asperger-Syndrom*, das *Rett-Syndrom* und *Desintegrative Störungen* wurden in das Spektrum tiefgreifender Entwicklungsstörungen mit aufgenommen.

Tabelle 1: *Vergleich der ICD-10 und DSM-IV-TR-Diagnosen für das Autismus-Spektrum*

ICD-10	DSM-IV
Frühkindlicher Autismus	Autistische Störung
Rett-Syndrom	Rett-Störung
Sonstige desintegrative Störung des Kindesalters	Desintegrative Störung des Kindesalters

Asperger-Syndrom	Asperger-Störung
Atypischer Autismus	Nicht näher bezeichnete tiefgreifende Entwicklungsstörung (beinhaltet atypischen Autismus)
Sonstige tiefgreifende Entwicklungsstörung	
Nicht näher bezeichnete tiefgreifende Entwicklungsstörung	
Überaktive Störung mit Intelligenzminderung und Bewegungsstereotypien	keine analoge Diagnose im DSM

Im Folgenden sollen die zwei wichtigsten Störungsbilder aus dem autistischen Spektrum vorgestellt werden.

1.2.1.1 Frühkindlicher Autismus

Die Diagnose *frühkindlicher Autismus* erfordert Störungen in jedem der drei Bereiche: (1) Qualität der sozialen Interaktion (2) Qualität der Kommunikation (und Sprache) sowie (3) begrenzte und repetitive Interessen und Aktivitäten. Als Kriterium der abnormen Entwicklung müssen sich diese Auffälligkeiten vor Vollendung des dritten Lebensjahres manifestieren (Volkmar et al. 1994).

Bei Kleinkindern unter 18 Monaten kann die Diagnose noch nicht sicher gestellt werden, da erste Symptome unspezifisch sind und Differenzialdiagnosen nicht sicher abzugrenzen sind.

Das klinische Vollbild des frühkindlichen Autismus entwickelt sich spätestens bei Kindern im Vorschulalter. Diese zeigen dann einen Mangel an Interesse an Anderen sowie eine mangelnde Empathiefähigkeit und eine stark verzögerte oder fehlende Sprachentwicklung (Stone 1997). Meist nach dem 3. Lebensjahr entwickeln die Kinder häufig eine besondere Veränderungsangst, eingeschränkte Interessen und stereotype Bewegungen (Lord 1995). Jüngere Kinder mit Autismus können eine besondere Bindung an bestimmten Objekten aufzeigen. Im Gegensatz zu Übergangsobjekten normal entwickelter Kinder handelt es sich dabei meist nicht um kindgerechte Gegenstände. Das Kind interessiert sich meist nicht besonders für das jeweilige Objekt selbst, sondern vielmehr für eine Kategorie von Objekten, wie zum Beispiel Kabel o.ä. (Volkmar et al. 1999). Innerhalb des Schulalters entwickeln die Betroffenen häufig verbesserte kommunikative Funktionen. Aggressive oder zwanghafte Verhaltensweisen, die in dieser Zeit besonders häufig auftreten und störend wirken, bedürfen manchmal einer medikamentösen Behandlung.

Im klinischen Gebrauch werden je nach den kognitiven Fähigkeiten Subtypen von Autismus im Sinne von *Low-Functioning* und *High-Functioning* unterschieden. Historisch gab es immer wieder Uneinigkeit darüber, ob *High-Functioning-Autismus* und *Asperger-Syndrom* zwei unterschiedliche Störungen beschreiben (SZATMARI ET AL. 1986; OZONOFF ET AL. 1991) oder zwei unterschiedliche Begriffe derselben Störung angehören (GILLBERG 1985; SCHOPLER 1996). Die Abgrenzung erscheint über die abnorme Entwicklung bei *High-Functioning-Autismus* formal recht einfach, allerdings ist der Sinn dieser Dichotomie im Jugend- und Erwachsenenalter fragwürdig.

1.2.1.2 Asperger-Syndrom

Asperger selbst sah viele Parallelen zu Kanners Beschreibung des Autismus, hielt jedoch beide lange Zeit für unterschiedliche Syndrome. Später ging man dazu über, *Kanner- und Asperger-Autismus* demselben Syndrom zuzuordnen und unterschied sie nur ihrem Schweregrad nach (WING 1981, RÜHL ET AL. 2001). Die diagnostischen Kriterien entsprechen in weiten Teilen denen des *frühkindlichen Autismus* unter Aussparung der kommunikativen- und Sprachentwicklungsstörungen sowie der Altersbeschränkung.

Im Vergleich zum frühkindlichen Autismus erfolgt die Erstdiagnose des *Asperger-Syndroms* meist spät. Die Eltern dieser Kinder suchen seltener den Kinderarzt mit Sorgen über die frühkindliche Entwicklung auf. In Aspergers Originalarbeit (ASPERGER 1944) beschrieb der Arzt, dass die betroffenen Kinder häufig rasch zu sprechen beginnen und im Schulalter sogar sehr viel und pedantisch um ein Thema ihres Spezialinteresses kreisend reden. Die Art der sozialen Kontaktaufnahme zu Gleichaltrigen erscheint meist inadäquat, wobei familiäre Bindungen aufgebaut werden.

Kategoriale versus dimensionale Modelle

Die Klassifikationssysteme nach *ICD* und *DSM* stellen Störungen kategorial dar, d.h. sie grenzen pathologische und nicht pathologische Verhaltensweisen klar voneinander ab. Diese strenge Abgrenzung erweist sich als sehr reliabel bei der Diagnostik schwerer Formen des frühkindlichen Autismus. Problematisch hingegen gestaltet sich die diagnostische Abgrenzung milderer Varianten des autistischen Spetrums wie sie im klinischen Alltag immer wieder zu beobachten sind. Hier erweist sich der dimensionale Ansatz als vorteilhafter, beschreibt er doch auch diese als mildere Formen als lesser variant oder broader phenotype.

Mit Einfluss des dimensionalen Störungsverständnisses und Relativierung des Krankheitsbegriffes in den letzten Jahrzehnten verschoben sich die diagnostischen Grenzen zunehmend. Diese Veränderungen spiegeln sich unter anderem in den sich verändernden epidemiologischen Daten wider.

1.2.2 Epidemiologie

Prävalenzstudien der letzten drei Jahrzehnte lieferten einen Trend mit steigenden Prävalenzzahlen für Autismus und das autistische Spektrum. Fombonne berichtet nach der Durchsicht von 32 Prävalenzstudien von einem Anstieg der Prävalenz für Autismus um den Faktor 3–4 (Fombonne 2003 a).

In den letzten drei großen epidemiologischen Studien, die von Fombonne als verbessert im Sinne der diagnostischen Schärfe eingeschätzt werden (Fombonne 2003 b), wird von durchschnittlich 60 Fällen auf 10 000 berichtet. Im Vergleich dazu lag in den 70er Jahren die höchste Erfassung bei 20 Betroffenen auf 10 000. In einer konservativen Erfassung von 1966 lagen die Zahlen bei 4–5 auf 10 000 (Lotter 1966).

Dieser Anstieg lässt sich unterschiedlich begründen: In Erhebungen der 60er und 70er Jahre wurden ausschließlich Betroffene mit frühkindlichem Autismus untersucht, die nach den eng gefassten Kanner-Kriterien definiert wurden. Nachfolgende Erhebungen hingegen schlossen auch mildere Varianten mit ein. Neben dem veränderten diagnostischen Vorgehen ist eine klare Zunahme möglicher Anlauf- und Diagnosestellen in Europa und den USA zu verzeichnen. Für eine verbesserte Identifikation von Autismus sprechen Daten aus Kalifornien, die einen Diagnose-Shift verzeichnen (Croen et al. 2002). Demnach stieg die Prävlenz im gleichen Maße an wie die von geistiger Behinderuzng abfiel.

Wenngleich die Arbeit aufgrund methodologischer Schwächen in die Kritik geriet, erscheint die beschriebene Entwicklung plausibel. Eine faktische Zunahme von Krankheitsbildern aus dem autistischen Spektrum kann jedoch nicht ausgeschlossen werden. Dies würde eine mögliche Assoziation von Umweltfaktoren in der Genese des Autismus erneut in die Diskussion bringen. Um die Zunahme schlüssig erklären zu können bedarf es Inzidenzstudien, die leider zum aktuellen Zeitpunkt nicht vorliegen.

Jungen sind etwa 4-mal häufiger von Autismus betroffen als Mädchen; dies zeigt sich konsistent in älteren wie auch jüngeren Studien (LOTTER 1966; FOMBONNE 2003A). Für *High-Funtioning-Autismus* und das *Asperger-Syndrom* wird sogar ein jeweils höherer Faktor für den Anteil männlicher Betroffener von 5,8 bzw. 8 angegeben (VOLKMAR ET AL. 1993).

1.2.3 Diagnostik autistischer Störungen

Die vollständige Diagnostik autistischer Störungen erfordert interdisziplinäre Untersuchungen. Neben einer spezifischen psychiatrischen Klassifikation bedarf es unter anderem der Ermittlung einer komorbiden Psychopathologie, des allgemeinen Entwicklungsstandes, des kognitiven Niveaus, des neurologischen Status und des adaptiven Verhaltens. Die Zusammenarbeit mit Angehörigen, Lehrern und Betreuern ist dabei unabdingbar. Zur Absicherung der Diagnostik nach *ICD-10* kommen auch spezifische, diagnostische Instrumente zum Einsatz.

Die in den letzten 30 Jahren entwickelten spezifischen Instrumente zur diagnostischen Absicherung nach *ICD-10* sind ein gutes Beispiel für das verbesserte Zusammenspiel von klinischer und Forschungsarbeit. In Forschungsstichproben gilt Autismus als ein Störungsbild mit sehr hoher Reliabilität in Bezug auf die diagnostischen Kriterien (VOLKMAR ET AL. 1994). Im klinischen Alltag stellt die Diagnose einer autistischen Störung den Kliniker vor große Herausforderungen und bedarf strukturierter diagnostischer Mittel. Autismusspezifische Verfahren lassen sich gliedern in: Fragebögen, strukturierte, direkte Beobachtungen und diagnostische Interviews.

Im klinischen- und Forschungskontext gilt das *Autism Diagnostic Interview Revised* (*ADI-R*) [(LORD ET AL. 1994), deutsche Adaption: (BÖLTE ET AL. 2005)] als

Goldstandard in der Diagnostik von Autismus. Die Beobachtungsskala *Autism Diagnostic Observation Schedule-Generic* (*ADOS*) [(Lord, Risi et al. 2000), deutsche Adaption: (Rühl et al. 2004)] ist aus dem *ADI-R* abgeleitet und enthält kompatible Skalen, die inhaltlich streng dem *ICD-10* und *DSM-IV* folgen. Nähere Beschreibungen der genannten Verfahren sind im Kapitel 2.3.1 zu finden.

1.2.4 Differenzialdiagnosen

Andere tiefgreifende Entwicklungsstörungen

Die diagnostische Unterscheidung innerhalb der Gruppe tiefgreifender Entwicklungsstörungen gestaltet sich angesichts sich überschneidender Leitsymptome mitunter schwierig. So kann zum Beispiel das klinische Bild des *Asperger-Syndrom* dem milderer Fälle von Autismus bei Jugendlichen und Erwachsenen sehr ähneln. Für die diagnostische Abgrenzung ist eine eingehende Anamnese von frühen Entwicklungsschritten (Sprachentwicklung) notwendig.

Intelligenzminderung (ohne Autismus)

Die Differenzialdiagnose einer *schweren Intelligenzminderung (IQ < 35) ohne Autismus* kann problematisch sein. Jede Form der Kommunikation und Aufnahme reziproker Sozialkontakte spricht gegen die Diagnose eines *frühkindlichen Autismus.*

Andere psychische Störungen

Die Abgrenzung zur *rezeptiven* und *expressiven Sprachstörung* ist unter Umständen erschwert. Kriterien sind auch hier das Ausmaß des Sozialkontaktes und die Versuche der Kompensation von Kommunikationsdefiziten, die in der Regel bei Nicht-Autisten stärker sind. Kinder mit *Bindungsstörungen* oder Zeichen der Verwahrlosung zeigen nach einigen Monaten in adäquatem Umfeld verglichen mit autistischen Kindern deutliche Verbesserungen kommunikativer und sozialer Fertigkeiten.

Im Vergleich zum Autismus treten bei sehr früh beginnender *Schizophrenie* auch Positivsymptome auf wie Wahnbildung und Halluzinationen, die bei Autismus fehlen. Auch zeigen sich deutliche Unterschiede hinsichtlich Beginn und Verlauf der

Störung sowie Ansprechen auf antipsychotische Medikation. Die Differenzierung zwischen einer *schizoiden Persönlichkeitsstörung* und einem *Asperger-Syndrom* im Jugendalter ist in einigen Fällen schwierig. Patienten mit *Asperger-Syndrom* weisen anamnestisch eine klare Biografie auffälligen Verhaltens auf, haben begrenzte Alltagsfähigkeiten und einen hohen Leidensdruck (Poustka et al. 2004).

Bei *Mutismus* und *Angstsyndromen* zeigen sich unter anderem eine deutlich bessere soziale Reaktivität, angepasste Mimik und Gestik sowie besserer Blickkontakt. Die Situationen, in denen das auffällige Verhalten gezeigt wird sind zudem selektiv.

1.3 Komorbidität bei Autismus

Menschen mit einer Diagnose aus dem *autistischen Spektrum* zeigen sehr häufig Symptome und Störungen, die nicht allein dem Symptomkomplex des Autismus zugerechnet werden können. Dazu zählen eine Reihe organischer Diagnosen sowie komorbide Verhaltensstörungen, aber auch Symptome und Symptomkomplexe, die an sich eine zusätzliche Diagnose nach *ICD-10* nicht rechtfertigen. Nachfolgend beschrieben werden typische und häufig mit Autismus assoziierte Störungen und Symptome.

Bei den organischen, komorbiden Störungen kann man zwischen eher unspezifischen und spezifischen Störungen unterscheiden. Als *unspezifische Störungen* gelten die gehäuft bei Autismus auftretende *Epilepsie*, *geistige Behinderung*, *Sprach- und Sprechstörungen*, *motorische Störungen* und *Hör- sowie Sehstörungen*. Unter den *spezifischen, organischen Syndromen* zählen genetisch determinierte Störungen und Syndrome.

Autismus ist auch häufig mit psychiatrischen Störungen vergesellschaftet. Häufig sind es erst die komorbiden Verhaltensstörungen, die zu einer psychiatrischen Erstvorstellung und Behandlung führen.

1.3.1 Organische komorbide Störungen

Komorbidität mit unspezifischen organischen Störungen

Eine neurologische Erkrankung oder Störung des zentralen Nervensystems findet sich bei 9–37 % der Patienten mit einer autistischen Störung (Wing und Gould 1979; Gillberg et al. 1991; Rutter et al. 1994; Chakrabarti und Fombonne 2001). Eine der häufigsten Begleitphänomene von Autismus ist die *Epilepsie* (Volkmar und Nelson 1990; Minshew et al. 1997). Die höchsten Raten wurden in Langzeitstudien bei Jugendlichen und erwachsenen Menschen mit Autismus gefunden, von denen ein Drittel bis zum Erreichen des 30. Lebensjahres eine Epilepsie entwickelt hatte (Gillberg et al. 1987; Olsson et al. 1988). Häufig diskutiert wird ein Zusammenhang zwischen geistiger Behinderung und epileptischen Anfällen. In empirischen Studien zeigte sich, dass über 80 % autistischer Kinder mit einem IQ < 50 epileptische Anfälle aufwiesen (Rutter 1984). Eine kausale Beziehung zwischen geistiger Behinderung und Epilepsie konnte allerdings nicht aufgezeigt werden.

Von *geistiger Behinderung* spricht man per Definition bei einem IQ < 70 und gleichzeitig bestehenden schweren Defiziten in alltagspraktischen Fähigkeiten. Geistige Behinderung findet sich bei vielen Störungen und stellt damit eine sehr heterogene Kategorie dar. Kanner beschrieb in seiner Originalarbeit zunächst keine Komorbidität zwischen geistiger Behinderung und Autismus. Die spätere Autismusforschung betont ein überzufälliges Auftreten beider Störungen gemeinsam.

Geistige Behinderung als komorbide Störung von Autismus

Bis vor wenigen Jahren ging man noch davon aus, dass bei ¾ aller Menschen mit Autismus eine geistige Behinderung vorliegt (DeMyer et al. 1974). Neuere Untersuchungen sehen lediglich eine Komorbidität von 25–50 % (Chakrabarti und Fombonne 2001). Dennoch ist auch dieser Anteil hoch und der Grund für die Vergesellschaftung unklar.

Geistige Behinderung als Differenzialdiagnose von Autismus

Die Schwierigkeit bei der Gegenüberstellung von *Autismus* und *geistiger Behinderung* besteht darin, dass geistige Behinderung nicht nur eine häufige komorbide

Störung darstellt sondern auch die wichtigste Differenzialdiagnose von Autismus ist. Gerade bei Kleinkindern kann die Differenzierung schwierig sein. Zwischen Autismus und geistiger Behinderung besteht ein qualitativer Unterschied: Patienten mit Autismus weisen neben einer quantitativen Entwicklungsverzögerung vor allem eine qualitativ abweichende Entwicklung auf. Geistige Behinderung hingegen scheint gleichbedeutend mit einer allgemeinen Entwicklungsverzögerung.

Komorbidität mit spezifischen organischen Syndromen

Mit einer autistischen Störung stark assoziiert ist die *tuberöse Hirnsklerose*. Diese findet sich bei 6 % einer Population autistischer Individuen (Fombonne et al. 1997), dem entgegen steht eine Prävalenz von 1/10 000 in der Allgemeinbevölkerung (Smalley 1998). Umgekehrt lassen sich bei 60 % der Patienten mit tuberöser Hirnsklerose autistische Symptome beobachten (Bolton und Griffiths 1997). Die *tuberöse Sklerose* ist eine autosomal-dominant vererbte, neurodermale Störung. Es handelt sich um eine meist im 1. Lebensjahr beginnende, fortschreitende Krankheit des Gehirns. Sie ist assoziiert mit fibromatösem und gliomatösem Umbau von Netzhaut, Haut und inneren Organen. Klinisch kommt es zu epileptischen Anfällen sowie motorischer und geistiger Retardierung.

Ebenfalls mit Autismus assoziiert ist das *Fragile-X-Syndrom* (Feinstein und Reiss 1998). Die Überlappung mit Autismus liegt bei 1–2 % (Bailey et al. 1993; Kielinen et al. 2004). Beim *Fragilen-X-Syndrom* handelt es sich um eine X-chromosomal vererbte Erkrankung, von der sowohl Männer als auch Frauen betroffen sein können. Das Leitsymptom ist eine unterschiedlich stark ausgeprägte Intelligenzminderung, die mit Sprachstörungen einhergeht. Der Name resultiert aus einem brüchigen X-Chromosom bei Kultivierung in folsäurearmem Medium.

Mit einem Auftreten von 1,5 auf 1000 Geburten zählt das *Down-Syndrom* zu den häufigsten Mutationen. Die Störung bezeichnet eine spezielle Genommutation, nämlich die Verdreifachung des 21. Chromosoms. Neben den für das Syndrom als typisch geltenden körperlichen Merkmalen sind in der Regel die kognitiven Fähigkeiten der Betroffenen schwer beeinträchtigt. Obgleich Autismus bei geistig Behinderten sehr viel häufiger zu finden ist als unter der Allgemeinbevölkerung, hielt man das Auftreten von autistischen Symptomen unter Kindern mit *Down-Syndrom* lange Zeit für unwahrscheinlich (Bregman und Volkmar 1988; Howlin et al. 1995; Fombonne et al. 1997; Ghaziuddin 1997). Da das *Down-Syndrom* im Allgemeinen mit Freundlichkeit und Herzlichkeit, also sehr sozialen Verhaltensweisen assoziiert wird, blieb der mögliche Zusammenhang von Autismus und Down-Syndrom lange unberücksichtigt.

Seit Ende der 70er Jahre häuften sich jedoch Fallberichte über Kinder mit Down-Syndrom und autistischen Verhaltensweisen. Auffällig war, dass bei allen beteiligten Kindern mit Down-Syndrom die Diagnose von *Autismus* signifikant später gestellt wurde als bei den Autisten ohne diese Doppeldiagnose (Rasmussen et al. 2001). Einzelne Fallberichte gingen von einer Komorbiditätsrate von 10 % für Autismus unter Probanden mit *Down-Syndrom* aus (Howlin et al. 1995). In einer epidemiologischen Studie einer Population in Birmingham wurde bei 7 % aller erfassten Kinder mit *Down-Syndrom* die Diagnose einer Störung aus dem autistischen Spektrum gestellt (Kent et al. 1999). Insgesamt ist Autismus unter Menschen mit Down-Syndrom häufiger zu finden als in der Allgemeinbevölkerung, jedoch seltener als in einer Population von Kindern mit geistiger Behinderung.

In den Fallberichten stellte sich wiederholt die Frage nach der Kausalität von *Autismus* und *Down-Syndrom*. Betroffene mit *Down-Syndrom* zeigten häufiger autistische Züge, wenn begleitend schwere medizinische Komplikationen vorlagen (Howlin et al. 1995). Dies führte zu Überlegungen eines Kausalzusammenhanges zwischen internistisch-neurologischen Komorbiditäten des *Down-Syndroms* und Autismus. Interessant ist in diesem Zusammenhang die Beobachtung der englischen Arbeitsgruppe von Pat Howlin, die eine Häufung des erweiterten Phänotyps für Autismus unter den Verwandten der Patienten mit einer Doppeldiagnose fanden. Dies würde bedeuten, dass es bei einem autistischen Phänotyp, der mit einer medizinischen Störung wie *Down-Syndrom* assoziiert ist, autismus-spezifische genetische Faktoren eine Rolle spielen (Ghaziuddin 1997) und die Störung somit keine reine Überlappung mit dem *Down-Syndrom* darstellt.

1.3.2 Psychische komorbide Störungen

Bei Autismus kann man eine Reihe begleitender psychopathologischer Phänomene beobachten. Häufig stellt sich die Frage, ob die beobachtbaren Verhaltensstörungen dem Autismus-Symptomkomplex zugehörig oder als Manifestation einer anderen Störung angesehen werden sollten (Tsai 1996). So zählen zum Beispiel stereotype und zwanghafte Verhaltensweisen zu den diagnostischen Kriterien für Autismus und rechtfertigen meist nicht die zusätzliche Diagnose einer Zwangsstörung. Ähnlich verhält es sich mit den Sprechstörungen.

Größere, systematische und epidemiologische Studien zu psychiatrischen Komorbiditäten liegen kaum vor, jedoch eine Reihe klinischer Studien. Demnach sind vor allem Menschen mit *High-Funtioning-Autismus* anfälliger für psychische Störungen wie depressive Störungen, Angststörungen und Hyperaktivität als die Normalbevölkerung (Gillberg und Billstedt 2000; Ghaziuddin et al. 2002). Berücksichtigt man beim Asperger-Syndrom das Alter, sind unter Jugendlichen depressive Störungen die häufigtse Komorbidität. Bei autistischen Kindern hingegen zählen Aufmerksamkeits- und Hyperaktivitätsstörungen zu den häufigsten komorbiden Störungen (Ghaziuddin et al. 1998). Im *DSM* und im *ICD* kann die Diagnose eines *ADHS* nicht zusammen mit einer autistischen Störung vergeben werden. Das gehäufte gemeinsame Auftreten von Autismus und ADHS in klinischen Beobachtungen lässt allerdings eine Korrektur der diagnostischen Ausschlusskriterien notwendig erscheinen (Holtmann et al. 2005).

Erst vor wenigen Jahren wurde die Prävalenz von Ticstörungen und dem *Tourette-Syndrom* bei Autisten zum Gegenstand von Forschungsarbeiten. Für das *Gille-de-la-Tourette-Syndrom* wurden Prävalenzraten von 8–20 % für autistische Patienten aufgezeigt (Ehlers und Gillberg 1993; Baron-Cohen et al. 1999) mit den höchsten Raten unter Asperger-Autisten. Umgekehrt erfüllten in einer anderen schwedischen Studie 10 % von Kindern mit *Tourette-Syndrom* die diagnostischen Kriterien für das *Asperger-Syndrom* (Kadesjo und Gillberg 2000).

Insgesamt wird die Frage der Komorbidität sehr kontrovers diskutiert und es bleibt letztendlich unklar wie der Begriff der Komorbidität abzugrenzen ist. Gründe für Komorbiditäten können vielfältig sein. Sie können zufällig oder überzufällig auftreten. Zufällig assoziierte Störungen wären durch Vergleich der Prävalenzzahlen zu denen in der Allgemeinbevölkerung zu identifizieren. Eine überzufällige Assoziation könnte zum einen auftreten, wenn unabhängig voneinander die Störungen auf dem Boden gemeinsamer Risikofaktoren entstehen würden (umweltbezogenen, aber auch genetischen) oder, im Sinne einer phänotypischen Kausalität, sich gegenseitig und kausal beeinflussen (SIMONOFF 2000). So verschieden die Modelle zum Thema Komorbidität auch sind und so inkonsistent die Ergebnisse, so sehr tragen sie zum Interesse an der Ätiologie-Forschung einer Störung bei.

1.4 Ätiologie von Autismus

Beobachtungen zu komorbiden, organischen Störungen stützen die Auffassung, dass beim Autismus biologische Faktoren eine zentrale Rolle spielen. Ein konkreter pathophysiologischer Mechanismus für Autismus konnte bisher nicht gefunden werden. Neben einer neurobiologischen Untersuchung der Krankheitsbilder, die mit einem autistischen Phänotyp assoziiert sind, sollen auch genetische sowie neuropsychologische Untersuchungen zur Klärung der Frage nach den Ursachen beitragen.

1.4.1 Genetik

Kanner beschrieb in seiner Arbeit von 1943 *Autismus* zunächst als konstitutionelles, also angeborenes Syndrom. Er schloss dies aus den von ihm beobachteten charakterlichen Ähnlichkeiten zwischen autistischen Kindern und deren Eltern. Im weiteren Verlauf seiner Beobachtungen jedoch gab er – zumindest für eine kurze Zeit – diese genetische Erklärung zu Gunsten einer psychogenen auf. So kam er zu der Einschätzung, die Entstehung autistischer Symptome hänge mit dem Erziehungsstil der Eltern zusammen. Begriffe wie *›Kühlschrank-Eltern‹* und *›schizophrenogene‹ Mutter* wurden in dieser Zeit geprägt. Der Glaube an die Umweltbezogenheit der Störung spiegelt zwar den Geist jener Zeit wider, gründete aber auch auf der Beobachtung einer fehlenden vertikalen Transmission des (Voll-)bildes *Autismus*. Erst durch verhaltensgenetische Untersuchungen wurde diese Einschätzung in ihren Grundfesten erschüttert.

1.4.1.1 Verhaltensgenetik

Erste verhaltensgenetische Untersuchungen zu Autismus gab es Ende der 70er Jahre in Form von Zwillings- und Familienuntersuchungen. Das Verständnis von Autismus als genetisch determinierte Störung stützt sich wesentlich auf diese Untersuchungen.

1977 publizierten Folstein und Rutter ihre erste Zwillingsstudie über Autismus (Folstein und Rutter 1977). Darin sind die Konkordanzraten für Autismus unter eineiigen Zwillingen viel höher als unter zweieiigen, nämlich 36 % gegenüber 0 %. In einer schwedischen Studie von 1989 (Steffenburg et al. 1989) wurden Konkordanzraten für Autismus von 91 % unter monozygoten Zwillingen gefunden und 0 % unter Dizygoten. In einer nachfolgenden, methodisch etwas verbesserten englischen Zwillingsstudie (Bailey et al. 1995) fanden sich Konkordanzraten für Autismus unter Monozygoten und Dizygoten von 60 % zu 5 %. Auffallend in beiden Studien ist der große Abfall der Konkordanzraten von Monozygoten auf Dizygote. Daraus lässt sich schließen, dass mehrere Gene bei der Entstehung von Autismus beteiligt sein müssen und diese sich wechselseitig beeinflussen und verstärken. In den folgenden Familienuntersuchungen konnte gezeigt werden, dass die Konkordanzrate unter Dizygoten, der von Geschwistern entspricht.

Eine weitere wichtige genetische Untersuchung zu Autismus ist die *Maudsley Hospital-Studie* (Bolton et al. 1994). Auch in dieser Studie wurden nur Fälle *idiopathischen Autismus* eingeschlossen. Erstgradig Verwandte wurden in die Untersuchung mit eingeschlossen. Unter Geschwistern wurde eine Konkordanzrate von 3 % für Autismus gefunden. Pickles schätzte anhand dieser Untersuchungen einen Einfluss von 3–10 Genen (Pickles et al. 1995). Eine später durchgeführte genomweite Kopplungsanalyse postuliert den Einfluss von mehr als 10 Genen (Risch et al. 1999).

1.4.1.2 Molekulargenetik

Seit den Zwillings- und Familienuntersuchungen ist die Hypothese der englischen Forschungsgruppe über eine oligogene Vererbung in der Entstehung des autistischen Phänotyps weit verbreitet und akzeptiert. Im Verlauf der letzten zehn Jahre beschäftigte sich die Autismus-Forschung mit der Identifikation dieser relevanten Gene (*susceptibility genes*) und bisher wurden über 100 Genloci diskutiert. Aufgrund der hohen Geschlechtsratio von 4:1 wurde auch die Beteiligung des X-Chromosoms diskutiert (Smalley 1997). Aber auch diese Fährte brachte bislang nur wenige konkrete Ergebnisse.

Möglichkeiten zur Identifikation relevanter Loci sind: vollständige Genom-Screenings mit Linkage-Untersuchungen in Multiinzidenz Familien, Assoziationsstudien mit ausgesuchten Kandidatenloci und zytogenetische Untersuchungen zur Identifikation von Chromosomenaberrationen (Klauck 2006).

In Bezug auf Genomuntersuchungen gab es seit der ersten internationalen Untersuchung 1998 (IMGSAC 1998) neun weitere internationale Screenings für Autismus. Über 20 Regionen wurden in Linkage-Studien identifiziert mit besonders deutlichen Hinweisen für Kandidatengene auf Chromosomen 2q und 7q, auf denen hohe Raten von Deletionen beobachtet wurden (Lukusa et al. 2004).

In der letzten und bisher größten Genomuntersuchung wurden 1.168 Multiinzidenz-Familien eingeschlossen (Autism Genome Project 2007). Neben Kopplungsanalysen wurden Analysen sogenannter *Copy Number Variations (*Deletionen oder Duplikationen eines Gens oder Genabschnitts auf einem Chromosom) durchgeführt. Dabei wurden zwei weitere Kandidatengene identifiziert: Chromosom 11p12–p13 und das Gen für Neurexin 1, einem Protein, das an der Synaptogenese von Glutamat-Neuronen beteiligt ist. Dieser Untersuchungsansatz unterstützt das Modell einer fehlerhaften Konnektivität von Nervenzellen bei Autismus.

1.4.2 Umweltfaktoren

Anhand der verhaltensgenetischen Untersuchungen geht man bei Autismus von einer Heritabilität > 90 % aus. Die unvollständige Konkordanz monozygoter Zwillinge von 60–90 % lässt allerdings auch auf die Relevanz von Umweltfaktoren schließen. Denkbare Umwelteinflüsse können sowohl prä- als auch postnatale Faktoren sein. Untersuchungen gab es zu überzufälligem Auftreten von Autismus nach Einnahme intrauterin wirksamer Toxine während der Schwangerschaft (Stromland et al. 1994; Williams et al. 2001) als auch zu konnataler Rötelninfektion.

In Bezug auf das Auftreten von Autismus nach der Einnahme von Toxinen wie Valproinsäure, Alkohol und Thalidomid konnte in epidemiologischen Untersuchungen allerdings keine der Substanzen als Risikofaktor für das Auftreten von Autismus repliziert werden (Rutter 2005). Eine Zusammenhang zwischen konnataler Rötelninfektion und Autismus wurde früh beschrieben (Chess 1971; Chess 1977). Die Rate war besonders hoch in einer Gruppe deutlich beeinträchtigter Kinder mit geistiger Behinderung, Seh- und Hörminderung. In einer Follow-up Untersuchung dieser Gruppe erwiesen sich die autistischen Symptome als nicht konstant, wohingegen die organischen Beeinträchtigungen ausgeprägt blieben. Aufgrund der aktuellen Impfvorschriften sind diese Ergebnisse kaum noch aktuell.

1.4.3 Neurobiologie

Sowohl beim idiopathischen als auch beim syndromalen Autismus ist eine Assoziation mit neurologischen Funktionsstörungen beschrieben. Die Beobachtung und Untersuchung begleitender neurologischer Störungen bestärkt das Verständnis von Autismus als organisch bedingter Störung und beherrscht vor allem die aktuelle Autismus-Forschung. Die Identifikation spezifischer neurologischer Dysfunktionen, die infolge einer genetischen Belastung für Autismus entstehen, könnte einzelne pathophysiologische Mechanismen in der Entstehung des Autismus erklären. Es folgt eine Zusammenfassung bisheriger Beobachtungen zur Neurobiologie des idiopathischen Autismus.

Neuropathologische Untersuchungen:

Post-mortem-Untersuchungen von Betroffenen erbrachten zunächst keinen Anhaltspunkt für grobe, hirnstrukturelle Auffälligkeiten. Auf zellulärer Ebene gab es eine Reihe von Auffälligkeiten. So zeigten sich eine erhöhte Zelldichte und reduzierte Neuronengröße bilateral im limbischen System und ein Verlust von Purkinje-Zellen im zerebellärem Kortex von Betroffenen (Kemper und Bauman 1993). Eine weitere post-mortem-Studie konnte keine eindeutig lokalisierbare Läsion finden, sondern überzufällig Megalenzephalie und diffuse kortikale Auffälligkeiten (Bailey et al. 1998). Zur Erhärtung neuropathologischer Befunde folgten eine Reihe bildgebender (struktureller und funktioneller) Verfahren.

Bildgebende Untersuchungen

Bildgebende Verfahren werden in der Autismus-Forschung seit 1980 eingesetzt, zunächst in Form von Computertomographien des Schädels, dann als Magnetresonanztomographien und zuletzt auch in Form funktioneller, bildgebender Verfahren (*fMRT* und *PET*). In der Regel werden Einzelbefunde gesammelt, die schwer replizierbar sind.

Bildgebende Verfahren folgten zunächst den Befunden der Neuropathologie. In strukturellen, bildgebenden Verfahren kam es zu widersprüchlichen Ergebnissen, ohne dass schlussendlich eine einzelnes Hirnareal als verändert gewertet werden konnte. Ananlog zu der post-mortem-Untersuchung von Bailey fand man allerdings recht konsistent ein vergrößertes Hirnvolumen unter Betroffenen (Piven et al. 1996; Lainhart et al. 1997). Bei autistischen Individuen kommt es häufig nach einer Phase sehr langsamen Gehirnwachstums in der Pränatalperiode zu einem exzessiven Wachstum des Kopfumfanges und des Hirnvolumens postnatal (Courchesne und Pierce 2005). Diese Dysregulation des Hirnwachstums könnte in einer Störung des neuronalen, funktionellen Zusammenschlusses resultieren (Just et al. 2004).

Wo neuropsychologische Verfahren in der Vergangenheit die bildgebenden Verfahren ersetzten, gelten sie heute in Verbindung mit diesen als sehr vielversprechend in Hinblick auf eine spezifischere Lokalisationsdiagnostik. In *PET*- und *fMRT*-Studien konnte man getrennt neuronale Systeme studieren, die spezifische sensorische und kognitive Bereiche beeinflussen, diese also mit der Verhaltens- und kognitiven Ebene der Probanden in Verbindung bringen.

Bei autistischen Individuen fand man wiederholt eine veränderte Aktivität des fusiformen Gyrus während des Betrachtens von Gesichtern im Vergleich zu Kontrollgruppen (Hubl et al. 2003), obgleich die Ausprägung der Aktivierung variiert (Hadjikhani et al. 2004; Wang et al. 2004). Insgesamt zeigten Personen mit Autismus eine geringere Aktivierung des fusiformen Gyrus beim Betrachten von Gesichtern und eine höhere Aktivierung von anderen Hirnarealen, die für die Verarbeitung visueller Reize verantwortlich sind, wie den parietalen Arealen. Das deutet auf eine unterschiedliche Verarbeitung von Signalen unter Autisten mit einer wenigen emotionalen sondern mehr objektbezogenen, visuellen Verarbeitung hin.

Die Regionen des orbito-frontalen Kortex, Amygdala und des präfrontalen Kortex wurden bereits 1990 als Sitz des ‚sozialen Gehirns' postuliert (BROTHERS ET AL. 1990). Die Arbeitsgruppe um Baron-Cohen fand bei Personen mit Autismus im Vergleich zu Kontrollgruppen eine Hypoaktivität im Bereich der Amygdala und des präfrontalen Kortex, wenn die Probanden aufgefordert wurden Einschätzungen des *mental states* eines Dritten anhand der Betrachtung von Augenpaaren abzugeben (BARON-COHEN ET AL. 2000).

Vor einigen Jahren wurde bei neuropsychologischen Untersuchungen bei Primaten eine Klasse von Nervenzellen im präfrontalen Kortex entdeckt, die als Spiegelneuronen bezeichnet werden (GALLESE ET AL. 1996). Man stellte bei den Primatenstudien fest, dass die Spiegelneuronen sowohl feuerten, wenn ein Affe eine bestimmte Aktion selbst durchführte, als auch, wenn ein anderer Affe die gleiche Tätigkeit durchführte und er diesen nur dabei beobachtete. Spiegelneuronen wurden daher auch als *monkey-see-monkey-do*-Neuronen bezeichnet. Bei der Steuerung der Spiegelneuronen müssen auch ergänzende hemmende Prozesse involviert sein, da sonst allein die Beobachtung einer Handlung zu einem willkürlichen Kopieren führen würde, was als Echopraxie bezeichnet wird. Vermutlich steuern orbito-frontal lokalisierte Areale die motorische Hemmung und Aktivierung. Es erscheint einleuchtend, dass die Spiegelneuronen etwas mit Imitation zu tun haben könnten. Imitation ist ein Konstrukt, das im Rahmen der Autismusforschung von großer Bedeutung ist. Die relative Unfähigkeit zur Imitation stellt eine Grundlage der *Theory of Mind* dar. Es ist daher nicht ausgeschlossen, dass ein dysfunktionales Spiegelneuronensystem einen Teil der organischen Basis von Autismus darstellt (POUSTKA ET AL. 2004).

1.4.4 Neuropsychologie

Die Neuropsychologie wird heute definiert als »*ein Forschungsgebiet, das die Beziehung von Gehirnfunktionen und Verhalten untersucht*« (KOLB 1993). Verhalten meint hier Funktionen wie Wahrnehmung, Denken, Gedächtnis und Handeln. Haupteinsatzgebiet der Neuropsychologie war die Diagnostik nach Hirnschädigungen. Zum einen diente die Neuropsychologie der allgemeinen Erfassung der Folgen dieser Schädigungen in den kognitiven Bereichen (Aufmerksamkeit, Perzeption, Gedächtnisfunktionen) zum anderen war sie hilfreich bei der Lokalisationsdiagnostik, bevor bildgebende Verfahren den Bereich dominierten. Als Diagnostikum war es in Deutschland vor allem für hirnverletzte Soldaten, in der Zeit des Ersten Weltkrieges verbreitet. Im Weiteren dienten die Untersuchungen unter anderem der Differentialdiagnostik von psychischen und hirnmorphologischen Störungen und bahnten sich so rasch ihren Weg aus der neurologischen in die psychiatrische Diagnostik. Im Bereich entwicklungsneurologischer Störungen kann sie als Erklärungsmodell dienen:

Abbldung 1: *Psychologisches Modell des Autismus*

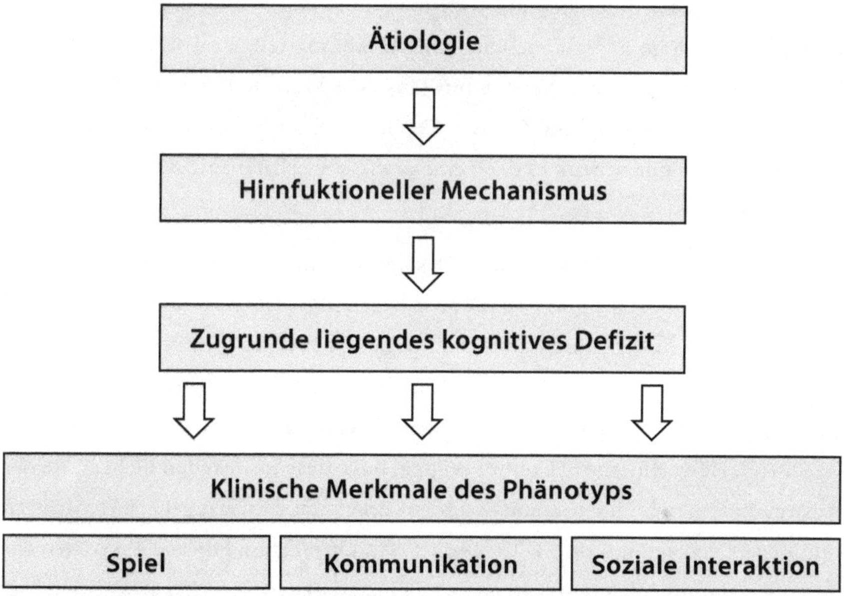

Quelle: Tager-Flusberg, 1999

Die Neuropsychologie bezieht sich vor allem auf die letzten zwei Ebenen dieses hierarchisch organisierten Modells. Eine Reihe für die Diagnose relevanter Verhaltensauffälligkeiten könnten nach diesem Verständnis als eine Manifestation eines einzelnen kognitiven Defizits interpretiert werden.

Kognitives Profil und Neuropsychologie des Autismus

Autismus wurde in der Vergangenheit stets in Verbindung mit geistiger Behinderung gesehen, ohne eine genauere Unterscheidung zu dieser Gruppe miteinzubeziehen. In ihrer 1970 publizierten Arbeit grenzten Hermelin und O'Connor den Autismus erstmals von geistiger und sensorischer Behinderung (Blindheit und Taubheit) ab und arbeiteten spezifische Defizite von Autisten heraus (HERMELIN 1970). Sie kamen zu dem Schluss beim Autismus gebe es eine Störung der zentralen Informationsverarbeitung, die die Betroffenen daran hindere, Reize sinnvoll zu entschlüsseln.

Es folgten eine Reihe weiterer Studien, die das kognitive Muster von Autisten untersuchten. Ungefähr ein Dutzend Studien, reviewed von Happé (HAPPÉ 1994) zeigten, dass Menschen mit Autismus innerhalb des *Wechsler-Tests* die besten Leistungen im *Mosaiktest* (aus dem Handlungsteil) und die schlechtesten Leistungen im allgemeinen Verständnis (aus dem Verbalteil) haben. Dieser Trend ist unabhängig von Alter und Gesamt-IQ. Obgleich dieses Muster nicht universal für alle Autisten gilt, scheint es doch eine gewisse Spezifität aufzuweisen (LINCOLN ET AL. 1988).

Von Beginn an wurde Autismus mit sogenannten Inselbegabungen in Verbindung gebracht (BÖLTE ET AL. 2002). Inselbegabung beschreibt die Fähigkeit von ansonsten eher (unter-)durchschnittlich begabten Menschen innerhalb eines abgegrenzten Teilbereichs außergewöhnliche Leistungen zu vollbringen. Die Savant-Fähigkeiten betreffen in den meisten Fällen die visuomotorischen Fähigkeiten (z.B. Zeichnen). Hermelin und O'Connor zeigten, dass diese Fähigkeiten nicht auf reines Auswendiglernen beruhen, sondern auf ein Erkennen von dazugehörigen Mustern und Regeln (HERMELIN UND O'CONNOR 1986). Oftmals sind diese Fähigkeiten der Savants erstaunlich begrenzt. So ist es möglich, dass ein Betroffener Kalenderkalkulationen berechnen kann, jedoch keine zwei Zahlen zu multiplizieren vermag. Savant-Fähigkeiten treten zehnmal häufiger unter Autisten als in der Allgemeinbevölkerung auf und umgekehrt bei einem von zehn Autisten (RIMLAND 1984, MILLER 1999). Auch bei den Aufmerksamkeitsleistungen stehen Fähigkeiten neben Defiziten. Einerseits kann ein autistisches Kind seine Aufmerksamkeit bis zur Perseveration einengen und gleichzeitig als hyperaktiv und unkonzentriert beschrieben werden (Dawson 1989). Aufmerksamkeitsdefizite zeigen sich vor allem bei Aufgaben, die einen raschen Wechsel der Aufmerksamkeit, also deren Koordination und Flexibilität abverlangen (Courchesne et al. 1994).

Seit den Arbeiten von Hermelin und O'Connor gab es eine Reihe theoretischer Konstrukte zur Spezifizierung der kognitiven Muster des Autismus. Studien, die Kontrollgruppen geistig behinderter und entwicklungsverzögerter Kinder einbezogen, sollten zu dieser Spezifizierung beitragen. Seither haben sich drei theoretische Konstrukte zur Neuropsychologie des Autismus durchgesetzt (Bölte et al. 2001):

1. **Theorien zu Theory of Mind**
2. **Theorie zu exekutiver Dysfunktion**
3. **Theorie zur schwachen zentralen Kohärenz**

1.4.4.1 Theory of Mind (ToM) und Emotionserkennung

Autismus ist eine Störung der sozialen Einsicht emotionaler Expressivität. Zum Verständnis dieses Symptoms tragen vor allem entwicklungspsychologische Überlegungen maßgeblich bei und stellen einen wesentlichen Teil der Autismusforschung dar. Betrachtet man die soziale Entwicklung eines Individuums gelten neben der *kindlichen Imitation* auch die *geteilte Aufmerksamkeit* (*joint attention*) und die *interpersonelle Wahrnehmung* als relevante Meilensteine in der Entwicklung sozialer Einsicht. Die bisher wichtigsten Studien zur interpersonellen Wahrnehmung und deren Störung bei Autismus stammen von Hobson (Hobson 1986; Hobson 1986). Seiner Ansicht nach sind Menschen mit Autismus unfähig, affektive Perspektiven zu koordinieren (wie man Selbst und der Gegenüber fühlt). Hobson untersuchte zudem Auffälligkeiten in der Erkennung emotionalen Ausdrucks bei älteren Autisten (Hobson et al. 1988). Diese hatten Schwierigkeiten beim Matchen von emotionalen Objekten, wie Ausdrucksverhalten in Gesichtern zu entsprechenden Stimmodulationen, jedoch nicht beim Matchen von nicht emotionalen, sachlichen Inhalten, wie das Bild eines Wasserfalls zum Geräusch eines Wasserfalls. Darüber hinaus beobachtete Hobson Schwierigkeiten von Menschen mit Autismus im Erkennen von Gefühlszuständen anhand von Fotos. Aufgabe der Probanden war, Portraits nach Emotionen zu ordnen. Dabei zeigten autistische Kinder deutliche Beeinträchtigungen. Ihre Sortierkriterien waren nicht die geforderten emotionalen Ausdrücke, sondern sie sortierten vielmehr nach Frisur und Accessoires (Weeks und Hobson 1987).

Hobsons Theorie zur interpersonellen Wahrnehmung wurde später in den Terminus *Theory of Mind* mit einbezogen.

Die *Theory of Mind* ist einen Sammelbegriff für sozial-kognitive Fähigkeiten, die für einen erfolgreichen Ablauf sozialer Interaktion von Relevanz sind. Sie beschreibt die Fähigkeit von Menschen, sich in das Denken Anderer hinein versetzen zu können und fremdes sowie eigenes Verhalten und Erleben zu erkennen, zu verstehen, zu erklären, vorherzusagen und kommunizieren zu können (Baron-Cohen 2000). Diese Fähigkeit tritt im Normalfall gegen Ende des 1. Lebensjahres zum Vorschein, wenn Säuglinge Menschen in ihren Handlungen als zielstrebig wahrnehmen. Bis zum 3. Lebensjahr erkennen sie das Gefühl des Verlangens und einfacher Emotionen bei *Sich* und auch bei *Anderen* und können das Handeln eines Menschen in Beziehung zu dessen Erlebnisweisen setzen. Bis zum 4. Lebensjahr können Kinder komplexere Erlebnisweisen wie Glauben und Überzeugung erkennen und entwickeln Verständnis dafür, dass Menschen eine Überzeugung haben können, die nicht der Realität entspricht. Das Verständnis für diesen ›*false belief*‹ spiegelt einen wichtigen Entwicklungsschritt von Kindern wider: nämlich die Erkenntnis, dass sowohl das eigene Denken als auch die Denkweise Anderer nicht zwingend eine Kopie der Realität darstellen, sondern Repräsentanzen, die falsch oder wahr sein können (Gopnik und Astington 1988).

Einer der ersten neuropsychologischen Tests zur Erfassung der *ToM-Fertigkeiten* und des *false belief* stammt aus der Entwicklungspsychologie-Forschung. Die »Geschichte von Max« ist eine Bildergeschichte, mit der die Fähigkeit zum Perspektivwechsel erfasst werden sollte (Wimmer und Perner 1983). Es wurde untersucht, mit welchem Entwicklungsalter Kinder in der Lage sind, in der Bildergeschichte vorherzusagen wo der Protagonist nach einem Objekt suchen würde, das in der Geschichte in seiner Abwesenheit entfernt wurde. Wimmer und Perner konnten zeigen, dass bereits 4jährige Kinder ihren Informationsvorsprung ausblenden und Vorhersagen für den Protagonisten treffen können, der im *falschen Glauben* handelt. Baron-Cohen, Leslie und Frith (Baron-Cohen et al. 1985) führten die erste Studie durch, die zeigte, dass autistische Kinder Schwierigkeiten hatten, Denkweisen und

Vorstellungen (minds) zu verstehen. Autistische Kinder hatten Probleme in einer Bildergeschichte (hier: dem *Sally-Anne-Test*) den Perspektivwechsel zu vollziehen. Anstatt die falsche Vorstellung und das Unwissen des Protagonisten in Betracht zu ziehen, nennen Autisten häufiger den tatsächlichen Aufenthaltsort des Objektes. Diese Untersuchung wurde mit einer Kontrollgruppe von Kindern mit *Down-Syndrom* durchgeführt, die insgesamt einen niedrigeren Entwicklungsstand als die autistischen Kinder aufwiesen, jedoch zu über 85 % die Aufgabe richtig lösen konnten. 80 % der autistischen Kinder antworteten hingegen falsch. Unter Verwendung vergleichbarer Aufgaben und einer Reihe verschiedener Kontrollgruppen wurde das Experiment von anderen Forschern mehrfach repliziert (Baron-Cohen 2000).

Da die *false-belief-Aufgabe* als Screening-Methode zwar charakteristisch war, jedoch keine ausreichende Sensitivität bei besser begabten Autisten zeigte, wurden in der Folge eine Reihe anderer Messinstrumente entwickelt, die unter anderem auf den Beobachtungen von Hobson gründeten. Wie bereits an anderer Stelle dargestellt, beschrieb Hobson Ende der 80er Jahre Defizite von Autisten bei der Emotionserkennung. Die Untersuchten hatten Schwierigkeiten, nonverbale soziale Hinweisreize wie die Mimik eines Menschen dazu zu verwenden, auf dessen Befindlichkeit und Gedanken rückzuschließen (Boucher und Lewis 1992). Eine Reihe von Studien verwendeten Instrumente und Aufgaben, die das Erkennen basaler Emotionen in Gesichtern, wie Ärger, Freude, Wut beinhalteten (Bölte et al. 2002). Aber auch hier zeigte sich zunächst keine klare Spezifität für autistische Individuen. Die Instrumente zur Erfassung der *ToM*-Fertigkeiten zweiter Ordnung beinhalteten das Lesen von Emotionen aus Augenpaaren und dabei zeigten autistische Personen signifikant schlechtere Ergebnisse (Baron-Cohen et al. 1997). Die Untersuchung des Verständnisses subtilerer sozialer Vorgänge (verstehen von Anekdoten und Sarkasmen) schienen das autismusspezifische Defizit besser zu erfassen.

Einige Arbeiten kritisierten *ToM*-Defizite als nicht eigenständige und unabhängige Auffälligkeit bei Autismus. *ToM*-Fertigkeiten seien demnach stark von den verbalen Fähigkeiten der Probanden abhängig. Mehrere Studien zeigten, dass bei steigendem verbalen IQ auch die Defizite in den *ToM*-Aufgaben verschwanden (Ozonoff et al. 1990; Prior et al. 1990; Tager-Flusberg und Sullivan 1994).

Neben der Abhängigkeit von verbalen Fähigkeiten wurde eine Altersabhängigkeit beim Lösen von ToM-Aufgaben aufgezeigt. Gesunde Kinder können erst im Alter von vier Jahren *false-belief*-Aufgaben lösen. Die sozialen Defizite, die den Autismus definieren, beeinflussen jedoch viel frühere und basalere soziale Verhaltensweisen, die weit vor der Zeit erster Vorboten der *ToM*-Fähigkeiten relevant erscheinen (Klin et al. 1992).

Als Reaktion auf diese Kritikpunkte wurde nun ein erweitertes Konzept der *Theory of Mind* propagiert. Aus entwicklungspsychologischer Sicht kommt *ToM* bereits im Säuglingsalter zum Vorschein und entwickelt sich im Vorschulalter weiter. Verhaltensweisen von Säuglingen, wie Augenkontakt und ihre Reaktion auf den Gesichts- und Sprachausdruck der Eltern geben Hinweise auf das Erlangen von *Theory of Mind*-Fertigkeiten (Wellman 2006). Beeinträchtigungen dieser Fertigkeiten können als frühe Warnzeichen für autismusbezogene Auffälligkeiten gelten. Tatsächlich zeigten Studien mit Kleinkindern, die später die Diagnose einer autistischen Störung erhielten, große Schwierigkeiten der Kinder, Blickkontakt aufzubauen, Reaktion auf ihre Eltern und Aufmerksamkeit gegenüber der Sprache der Eltern zu zeigen. Diese Beobachtungen stellten klare Hinweise für eine später diagnostizierte autistische Störung dar (Lord 1995).

Die *Theory of Mind* bietet eine wichtige theoretische Grundlage für das Verständnis von Schlüsselmerkmalen der autistischen Störung. Bei der Erklärung sowohl der sozialen (Interaktion) als auch der kommunikativen Defizite (geteilte Aufmerksamkeit) erweist sie sich als sehr hilfreich (Frith und Happé 1994). Zwar können viele Merkmale der autistischen Störung mit der *ToM* ausreichend erklärt werden, aber eben nicht alle. So lässt sich mit der *ToM* nur unzureichend begründen wie repetitive Verhaltensweisen entstehen (Tager-Flusberg 1999).

1.4.4.2 Theorie der exekutiven Dysfunktion

Der Begriff *exekutive Funktionen* fasst eine breite Palette kognitiver Funktionen höherer Ordnung zusammen. Dazu gehören u.a. Impulskontrolle, Planung, Handlungsinitiierung und -hemmung, Flexibilität des Denkens, Antizipation und die Koordinierung von Informationen. Diese kognitiven Funktionen ermöglichen, sich von der unmittelbaren Umwelt zu lösen und zielgerichtet zu handeln.

Störungen der exekutiven Funktionen finden sich typischerweise bei Patienten mit einer erworbenen Schädigung des Frontallappens. Diese Patienten fallen unter anderem durch Störungen der Impulskontrolle mit vorschnellem Handeln auf sowie durch perseverative, repetitive Handlungsabläufe, die auf kognitiver Ebene aus einer mangelnden Hemmung irrelevanter Prozesse resultieren. Da die repetitiven Verhaltensweisen bei Personen mit einer Frontalhirn-Schädigung den stereotypen Verhaltensweisen autistischer Individuen ähneln, hat man aus dem Vergleich der beiden Gruppen eine weitere kognitive Theorie zur Erklärung autistischen Verhaltens abgeleitet: Die Theorie der exekutiven Dysfunktion.

So zeigten sich bei der Untersuchung exekutiver Funktionen bei autistischen Individuen wiederholt Defizite u.a. im Bereich der Planung verglichen zu IQ-gematchten Kontrollen (Pennington und Ozonoff 1996). Planung ist eine komplexe Tätigkeit, innerhalb derer eine Reihe zielgerichteter Handlungen kontinuierlich überprüft und aktualisiert werden muss. Zur Erfassung der Planungsfähigkeit wurden Messinstrumente wie der *Tower of London* verwendet. Sowohl bei *High-* wie auch bei *Low-Functioning-Individuen* wurden Schwierigkeiten im Bereich der Planungsfähigkeit gesehen, verglichen zu einer Reihe von Kontrollgruppen, wie *Tourette-Syndrom* und *Dyslexie* (Bennetto et al. 1996; Ozonoff und Strayer 1997). Ozonoff fand diese Defizite auch beim *Asperger-Syndrom* und folgerte, dass sie eine basale Störung des gesamten autistischen Spektrums darstellen (Ozonoff et al. 1991). Die Auffälligkeiten zeigten sich auch in Langzeitstudien konstant. In weiteren Studien wurde jedoch deutlich, dass der Erfolg der Probanden in den Aufgaben auch von ihren nonverbalen Gesamtfähigkeiten abhing. Laut Hill trägt Autismus zwar zur mangelnden Planungsfähigkeit bei, in Verbindung mit einer Lernbehinderung werde das Defizit jedoch erst manifest (Hill 2004).

Die schwache kognitive Flexibilität spiegelt sich in Perseveration und stereotypem Verhalten sowie in Schwierigkeiten bei der Modulation und Regulation von Handlungen wider. Dies deutet auf Schwierigkeiten der Betroffenen hin, einen Gedanken oder eine Handlung zu ändern, wenn sich die Situation ändert. Eine Aufgabe, in der geringe Flexibilität bei Autismus wiederholt gezeigt werden konnte ist der *Wisconsin-Card-Sorting-Test* (Hughes et al. 1994; Ozonoff und Strayer 1997).

Die Theorie der exekutiven Dysfunktion erklärt zwar weite Teile des repetitiven Handlungsstils autistischer Individuen, deren intakte Fertigkeiten oder Stärken jedoch erklärt sie nicht. Darüber hinaus bleibt fraglich, ob Beeinträchtigungen der exekutiven Funktionen autismusspezifisch sind, da sie sich auch bei anderen neuropsychiatrischen Erkrankungen, wie zum Beispiel ADHS und Schizophrenie finden (Barkley 1997).

1.4.4.3 Theorie der schwachen zentralen Kohärenz

Die *Theorie der schwachen zentralen Kohärenz* unterscheidet sich insofern von den anderen kognitiven Theorien zu Autismus, dass sie nicht nur ein defizitäres Modell des Autismus darstellt, sondern auch die Stärken und Fertigkeiten autistischer Individuen. Der Begriff wurde von Uta Frith entwickelt und stützt sich auf ihrer Beobachtung an autistischen Kindern, die in Relation zu ihren allgemein-kognitiven Fähigkeiten auffällig gute Fertigkeiten beim Puzzeln zeigten. Daraus schloss Frith, dass eine störungsresistente Wahrnehmung von Details eine Besonderheit autistischer Individuen darstellen könnte. Der Begriff der *zentralen Kohärenz* beschreibt das normale Bestreben eines jeden, aufgenommene Information kontextgebunden, also kohärent, zu verarbeiten. Autistische Individuen hingegen, so Frith, sind nicht in der Lage, solche Kohärenz aufzubauen. Sie begreifen Details nicht als Teil eines Ganzen und können sie deshalb kontextfrei verarbeiten und erinnern (Frith 1989). In der Klinik lässt sich diese Detailverliebtheit bei Autisten regelmäßig beobachten und bereits Kanner beschrieb sie in seiner Arbeit von 1943: »*...eine Situation, eine Leistung, ein Satz werden nicht als ein Ganzes betrachtet, wenn es nicht aus exakt den gleichen Elementen aufgebaut ist, die dem Kind zuvor gezeigt wurden*« (Kanner 1943). Kanner sah die Tendenz autistischer Kinder zu fragmentarischer Bearbeitung in Zusammenhang mit ihrer Veränderungsangst und beschrieb als ein Merkmal der Autisten »*die Unfähigkeit ein Ganzes zu erfahren, ohne den Bestandteilen die ganze Aufmerksamkeit zu widmen*«. Eine Beschreibung also, die der später von Frith formulierten These ähnelt.

Zu dieser besonderen Detailwahrnehmung gibt es zahllose Berichte von Betroffenen selbst, also Wahrnehmungsbeschreibungen aus erster Hand. So schreibt z.B. van Dalen (Van Dalen 1995), der vom Asperger-Syndrom betroffen ist: »*Wenn mir ein Hammer entgegengehalten wird, habe ich anfänglich gar keinen Hammer vor mir, sondern lediglich eine Reihe einzelner Teile, die nichts miteinander zu tun haben. Ich bemerke ein längliches Stück Eisen und in seiner Nachbarschaft gleichzeitig ein stangenartiges Stück Holz. Ich bin überrascht über die Art, wie das Eisen- und Holzding zusammenpassen und wie das zum Eindruck von einem einheitlichen Gegenstand führt. Der Name ›Hammer‹ fällt mir erst nach einem Augenblick ein, wenn sich der Eindruck gesetzt hat. Erst zuletzt erkenne ich, wozu man das Ding namens ›Hammer‹ gebraucht: zu Zimmermannsarbeiten. Jeder einzelne Schritt kostet mich beträchtliche Anstrengung. Diese Anstrengung kann man am besten als ›Denken im Hintergrund‹ Geschreiben. Es ist harte Arbeit ›hinter den Kulissen‹. Der Vorgang dauert oft nur eine Sekunde lang.«*

Die Eigenart, Dinge nicht kontextgebunden zu betrachten ist dabei keineswegs wie in obigem Beispiel auf den visuell-räumlichen Bereich bechränkt. Eine schwache zentrale Kohärenz wurde bis heute in den Bereichen der verbal-semantischen und der visuo-motorischen Wahrnehmung beschrieben.

Verbal-semantische Kohärenz

Ende der 60er Jahre fiel bei Untersuchungen erstmals auf, dass autistische Kinder im Gegensatz zu normal begabten und geistig behinderten Kindern die Fähigkeit hatten, sinnfreie Satzfetzen fast gleich gut wie bedeutungsvolle Sätze zu erinnern (Hermelin und O'Connor 1967). Diese Arbeit wurde mehrfach repliziert (Tager-Flusberg 1991). Eine schwache Kohärenz zeigte sich auch in schwachen Fähigkeiten für Ausführungen und Schlussfolgerungen aus Erzählungen (Jolliffe und Baron-Cohen 1999; Norbury 2002). Frith und Snowling (Frith und Snowling 1983) verwendeten Homographen (Wörter, die die gleiche Schreibweise, aber unterschiedliche Bedeutungen und meist auch eine unterschiedliche Aussprache haben), um zu untersuchen, inwieweit der Kontext der Geschichte die Aussprache des Wortes beeinflusst. Autisten bezogen beim Lesen der Homographen den Kontext nicht ein und sprachen so die Wörter falsch aus. Happé replizierte dieses Ergebnis in einer größeren Stichprobe von Probanden mit *High-Funtioning-Autismus* im Kindes- und Erwachsenenalter (Happé 1997).

Visuell-motorische Kohärenz

Detailwahrnehmungen lassen sich bei Autismus besonders häufig im visuell-motorischen Bereich finden. So zeigen Betroffene deutlich bessere Leistungen im *Mosaiktest der Wechsler-Intelligenzskalen* verglichen mit anderen Kontrollgruppen (Shah und Frith 1993). Interessanterweise verschwand in Shah und Friths Experimentenreihe der Vorteil gegenüber der Normstichgruppe immer dann, wenn die Bilder präsegmentiert gezeigt wurden. Daraus lässt sich schlussfolgern, dass Autisten im *Mosaiktest* die Gestaltwahrnehmung dadurch unterdrücken können, dass sie zu einer präsegmentierten Wahrnehmung in der Lage sind und deshalb bessere Ergebnisse erzielen. Andere Studien zeigten, dass autistische Individuen weniger empfänglich gegenüber optischen Täuschungen sind (Happé 1996) und dass autistische Kinder besonders geschickt waren beim Finden versteckter Figuren im so genannten *Embedded-Figures-Test.* Dies wurde für eine Gruppe von Probanden mit *Low-Functioning-Autismus* gegenüber einer Norm- und einer Stichprobe mit Intelligenzminderung gezeigt (Shah und Frith 1983; Jolliffe und Baron-Cohen 1997).

Happé nannte die schwache zentrale Kohärenz im visuell-motorischen Bereich *Low-Level-Kohärenz* (Happé 1996) und die Defizite in der Kontextverarbeitung von verbal-semantischen Prozessen *High-Level-Kohärenz* (Happé 1997).

Defizite in perzeptueller oder zentraler Kohärenz?

In den letzten Jahren wuchs das Interesse an den Grundlagen perzeptueller Fähigkeiten bei Autismus. Es gab Einwände, dass der Effekt der schwachen Kohärenz eher auf der Ebene der Wahrnehmung zu suchen sei als in der zentralen Informationsverarbeitung. So identifizierten Menschen mit Autismus bei Aufgaben mit hierarchischen Stimuli von Buchstaben zuerst den kleinen Buchstaben als den globalen (zum Beispiel das ›*H*‹ in einem Bild eines großen ›*S*‹ das aus vielen kleinen ›*H*'s‹ geformt war (Rinehart et al. 2000). Neben den Studien, die zeigten, dass autistische Individuen Details besser verarbeiten als das Ganze, gab es auch eine Reihe von Studien, die zwar eine überdurchschnittliche Detailwahrnehmung bei Autisten sahen, diese jedoch nicht auf Kosten der globalen Wahrnehmung verbessert war (Mottron et al. 1999; Plaisted et al. 1999).

Tager-Flusberg versteht die schwache zentrale Kohärenz zwar als wesentliche kognitive Qualität bei Autismus, sieht sie jedoch eher als Resultat eines Zusammenspiels mehrerer, interagierender Defizite der Aufmerksamkeit und Perzeption und nicht als unabhängiges und grundlegendes Defizit (Tager-Flusberg et al. 2001).

In jedem Fall bildet *die Theorie der schwachen zentralen Kohärenz* ein schlüssiges Erklärungsmodell für einige klinische Merkmale des Autismus, so zum Beispiel die Inselbegabungen und das *Savant-Syndrom.*

1.4.4.4 ›Wechselwirkungen‹ neuropsychologischer Theorien

Die Vorstellung, dass der autistischen Störung **ein** kognitives Defizit zugrunde liegen könnte hat sich nicht bestätigt. Vielmehr wird von einer Interaktion verschiedener kognitiver Stile ausgegangen, wobei es zu Überlappungen und Wechselwirkungen kommen kann.

So sieht Frith die Defizite der *Theory of Mind* als Folge einer mangelnden globalen Informationsverarbeitung (Frith 1989): Soziale Interaktionen zu verstehen und Emotionen und Absichten Dritter ihren Verhaltensweisen zu entnehmen verlange ein hohes Maß an globaler Informationsverarbeitung. Danach fußen die sozialen Defizite von Autisten auf einer Unfähigkeit zur kohärenten Wahrnehmung der Umwelt, die wiederum in der Entwicklung einer ToM entscheidend sei. Einige Jahre später relativierte Frith ihre Arbeitshypothese und beschrieb die ToM und die schwache zentrale Kohärenz als voneinander unabhängige Facetten des Autismus (Frith und Happé 1994). Diese Einschätzung wurde dadurch motiviert, dass Betroffene, die keine Schwierigkeiten in *false-belief tasks* zeigten, deutliche Defizite in der Gestaltwahrnehmung hatten. Die Autorinnen schlossen so einen kausalen Zusammenhang von mindblindness und schwacher zentraler Kohärenz aus.

Es liegen zwei Arbeiten vor, welche die Beziehung von *exekutiver Dysfunktion* und *schwacher zentraler Kohärenz* untersuchten. Eine Arbeit von 2001 (Teunisse et al. 2001) untersuchte einen möglichen Zusammenhang zwischen Set-Shifting-Fähigkeiten und inkohärenter Informationsverarbeitung. Unter Autisten wurden in beiden Bereichen Defizite im Vergleich zur Kontrollgruppe aufgezeigt, ein Zusammenhang mit der klinischen Symptomatik oder eine Korrelation zwischen den Defiziten in den exekutiven Funktionen und der schwachen zentralen Kohärenz konnte jedoch nicht abgeleitet werden. Booth et al. (Booth et al. 2003) untersuchten direkt einen möglichen Einfluss exekutiver Dysfunktion (im Sinne einer gestörten Planungsfähigkeit) auf globale/lokale Informationsverarbeitung in einer Zeichenaufgabe. Auch hier konnte keine Korrelation zwischen mangelnder Planungsfähigkeit und schwacher zentraler Kohärenz aufgezeigt werden. Die Inhibitionsfähigkeit als Konstrukt exekutiver Dysfunktion wird wiederum von Happé als wesentlicher Einflussfaktor der schwachen zentralen Kohärenz angesehen (Happé und Frith 2006). Sie führt an, dass Defizite in der Inhibitionsfähigkeit sich aufdrängender, jedoch falscher Antworten (im Sinne einer Fehlleistung der exekutiven Funktion) Folge mangelnder Gestalt- und Kontextwahrnehmung sind. Damit bezieht sie exekutive Dysfunktion kausal in das Modell der schwachen zentralen Kohärenz ein. Exekutive Dysfunktion stellt ein Konstrukt komplexer und heterogener kognitiver Fähigkeiten dar. Es scheint plausibel, dass die schwache zentrale Kohärenz mit Teilaspekten dieser überlappt (Arbeitsgedächtnis, Inhibitionsfähigkeit), jedoch auch zum Teil unabhängig von anderen Bereichen (Planungsfähigkeit) anzusehen ist.

Über den gegenseitigen Einfluss von *exekutiver Dysfunktion* und *Theory of Mind* gibt es ebenso widersprüchliche Thesen. Zunächst wurde argumentiert, dass erst die Entwicklung exekutiver Funktionen eine Entwicklung einer *ToM* ermöglichen könnte (Ozonoff 1997; Russel 1997). Defizite der exekutiven Funktionen würden false-belief-Aufgaben maßgeblich beeinflussen. Schwache Leistungen in der false-belief-Aufgabe würden zum Beispiel aus der mangelnden Fähigkeit zur Inhibition einer sich aufdrängenden Antwort trotz Vorliegens relevanter Information im Arbeitsgedächtnis resultieren (Zelazo et al. 1996). Perner hingegen vertritt die Auffassung, dass die Fähigkeit zur Vorstellung von mental states notwendig für die Entwicklung exekutiver Funktionen sei (Perner 2000).

Die Grenzen zwischen den Beeinträchtigungen sind unscharf und es bleibt letztendlich fraglich inwieweit rein kognitive Defizite allein zu sozialer Beeinträchtigung führen könnte oder umgekehrt wie ein soziales Defizit die Wahrnehmung der gesamten Umwelt beeinflussen könnte. Die kognitiven Defizite und Stärken im Autismus stellen ein Gesamtmuster dar, das sich in jedem Fall gegenseitig beeinflusst. Ein Einbezug kognitiver Profile in den diagnostischen und therapeutischen Prozess erscheint in jedem Fall lohnenswert.

***Abbildung 2:** ›Wechselwirkungen‹ neuropsychologischer Theorien*

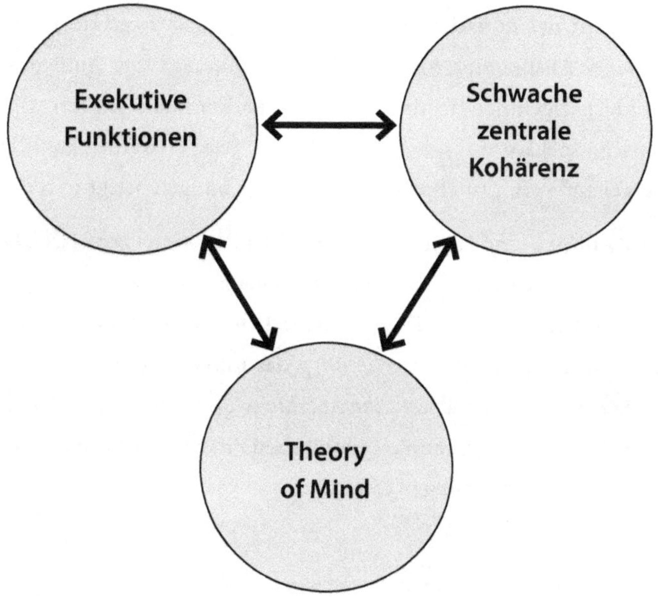

Es bleibt festzuhalten, dass nach der aktuellen Studienlage die genetische Belastung in der Ätiologie des Autismus eine zentrale Rolle spielt. Für zielgerichtete genetische Untersuchungen bleibt die Spezifizierung des autistischen Phänotyps jedoch unerlässlich. In den bisherigen Abschnitten wurde ausführlich dargestellt, wie zu diesem Zweck neuropsychologische und neurobiologische Daten hinzugezogen wurden. Zur Eingrenzung des autistischen Phänotyps auf wenige zentrale Merkmale muss zunächst eine Erweiterung des Phänotyps zugelassen werden. Je höher die Symptomschwere im Autismus ist desto höher ist die Rate der Komorbiditäten, die einen zusätzlichen und schwer abgrenzbaren Einfluss auf das Symptombild haben. Mit der Beschreibung basalerer Auffälligkeiten im autistischen Kontinuum wird erwartet, dass die Abgrenzung zu anderen Einflussfaktoren kontrollierbar wird.

1.5 Der erweiterte Phänotyp des Autismus

In der Diagnostik von Autismus sind kategoriale Krankheitsmodelle wie sie die Klassifikationssysteme implizieren dringend erforderlich. Dimensionale Modelle spiegeln allerdings die heterogenen Erscheinungsformen des Autismus klarer wider. Der Begriff des *autistischen Spektrums* suggeriert folgerichtig eine Reihe unterschiedlicher Ausprägungsgrade und Symptommuster von Autismus, die die Grenzen der bisherigen diagnostischen Klassifikation überschreiten. Ob das gesamte autistische Spektrum als ätiologische Entität gesehen werden kann, kann nur durch entsprechende molekulargenetische Untersuchungen belegt werden.

Bisherige Zwillings- und Familienstudien zeigen, dass eine genetische Belastung für Autismus einen weiteren Phänotyp hervorbringt als das klinische Erscheinungsbild des Autismus nach *ICD-10*. Entsprechend des Bildes eines autistischen Kontinuums könnte der *erweiterte Phänotyp* das unterste, subklinische Ende des autistischen Spektrums darstellen (*siehe Abbildung 3*). Im folgenden Abschnitt soll eine Annäherung an den sogenannten erweiterten Phänotyp von Autismus anhand bisheriger Familienuntersuchungen erfolgen.

Abbildung 3: *Kontinuum Autismus-bezogener Symptome*

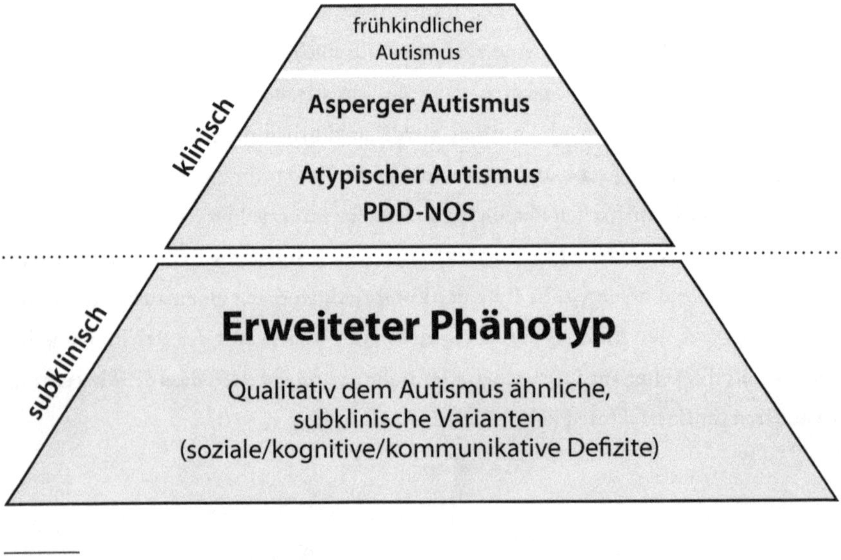

Zwillings- und Familienuntersuchungen machen deutlich, dass die Häufung des autistischen Phänotyps sich nicht nur innerhalb der Grenzen des Kernautismus bewegt. Einige Studien zeigten, dass Geschwister autistischer Individuen ein erhöhtes Risiko für andere Störungen aus dem Bereich der *PDD* aufzeigen (DeLong und Dwyer 1988; Bolton et al. 1994; Bailey et al. 1995). Das Risiko für die Entwicklung einer anderen Störung aus dem Formenkreis der *PDD* ist dabei ein wenig höher als für den Kernautismus. Analog zu diesem Ergebnis fand Mac Lean in einer Studie mit Multi-Inzidenz Familien (MacLean et al. 1999) eine Häufung von *PDD*-Subtypen in Familien von Kindern mit frühkindlichem Autismus.

Eine Reihe von Studien zeigte, dass der autistische Phänotyp sich nicht nur außerhalb der diagnostischen Grenzen des Kernautismus sondern auch außerhalb der Gruppe tiefgreifender Entwicklungsstörungen bewegt. Das bedeutet, dass nicht nur Unterformen des autistischen Spektrums in Familien mit einem Betroffenen gehäuft zu finden sind, sondern auch milde, weniger beeinträchtigende Symptommuster. Man spricht deshalb auch von einem *›breiteren‹* bzw. *›erweiterte‹ Phänotyp des Autismus.*

Die englischen Zwillings- und die Familienuntersuchungen zeigten, dass milde soziale und kommunikative Defizite unter einigen der nicht-autistischen Geschwister identifiziert werden konnten. Diese Eigenschaften waren den autistischen Eigenschaften qualitativ ähnlich, jedoch in milderer Erscheinungsform (Bolton et al. 1994). Uneinigkeit gab es darüber, welche Merkmale in den erweiterten Phänotyp eingeschlossen werden sollten.

1.5.1 Familienuntersuchungen zur Spezifizierung des erweiterten Phänotyps

1.5.1.1 Phänotypisierung anhand von Verhalten und psychischen Symptomen

Studien des Maudsley Hospitals (Bolton et al. 1994), der John Hopkins Universität (Piven et al. 1990; Piven et al. 1991), die Iowa-Studien (Piven und Palmer 1997, 1999; Piven et al. 1997) sowie die klinischen Untersuchungen von Wolff (Wolff et al. 1988; Narayan et al. 1990) fanden ein hohes Maß an sozialen Defiziten unter Verwandten von Autisten. Zu dieser Einschätzung kommt auch die follow-up Untersuchung der Zwillingsstudie, womit die Feststellung sozialer Defizite ausreichend valide und persistent erscheint (Le Couteur et al. 1996). Zusammenfassend kommen oben genannte Studien zu dem Schluss, dass Defizite in sozialer Kompetenz bei einem von fünf erstgradig Verwandten zu beobachten sind.

Studien zur Prävalenz psychischer Störungen unter Verwandten von Autisten zeigten hohe Raten von Angst- und depressiven Störungen (Bolton et al. 1998; Micali et al. 2004) sowie von sozialer Phobie unter Eltern autistischer Individuen (Piven und Palmer 1999). Eine Verbindung zu dem erweiterten, autistischen Phänotyp und dessen Merkmalen konnte jedoch nicht aufgebaut werden.

1.5.1.2 Phänotypisierung anhand allgemein-kognitiver Merkmale

August berichtete von einer erhöhten Rate geistiger Behinderung unter Geschwistern von Autisten (August et al. 1981). Weiterführende Untersuchungen schlossen jedoch die geistige Behinderung als Merkmal des erweiterten Phänotyps unter Verwandten von Autisten aus und sahen geistige Behinderung nur in Verbindung mit Autismus (Szatmari et al. 1993; Fombonne et al. 1997).

Familienuntersuchungen kamen zu dem Schluss, dass der erweiterte Phänotyp mit Sprachverzögerung und Lese- und Rechtschreibstörungen unter Angehörigen in Verbindung stehe (Piven et al. 1997). Fombonne wiederum sah ein signifikantes Vorkommen von Lese- und Rechtschreibschwäche nur in Verbindung mit dem Kernautismus selbst und nicht in Verbindung mit einem breiteren Phänotyp (Fombonne et al. 1997). Verbale Fähigkeiten im Allgemeinen wurden untersucht, jedoch mit gleichermaßen widersprüchlichen Ergebnissen. Es gibt eine systematische Studie zu spezifischen sprachlichen Störungen von Angehörigen von Autisten (Rapin 1996), die signifikante Häufungen unter den Geschwistern feststellt. Bishop zog sogar in Erwägung, dass Kinder mit einer Sprachentwicklungsstörung und autistische Kinder ein Kernmerkmal teilen könnten (Bishop 2003). Insgesamt scheinen kommunikative Störungen Teil des erweiterten Phänotyps zu sein. Im Gegensatz dazu sind geistige Behinderung, Lese- und Rechtschreibschwäche und allgemeine, verbale Fähigkeiten nur in Verbindung mit dem autistischen Kernsyndrom typisch und sind nicht als Teil des erweiterten Phänotyps anzusehen (RUTTER ET AL. 1999).

Zusammenfassend ist eine reine Typisierung auf Verhaltensebene für die Beschreibung des erweiterten Phänotyps zwar möglich, jedoch aufgrund der mangelnden, systematisierbaren Möglichkeiten zur Erhebung wenig validierbar. Kognitive Störungen wiederum sind sicherlich gut messbar und reproduzierbar, scheinen jedoch nur wenig spezifisch für die Definition des erweiterten Phänotyps.

Neuropsychologische Untersuchungen, im Sinne einer Erhebung eines kognitiven Musters, das auch die klinischen Symptome autismusähnlicher Merkmale widerspiegelt, scheinen hingegen aussichtsvoll für eine Spezifizierung eines erweiterten Phänotyps für Autismus.

1.5.1.3 Phänotypisierung anhand spezifischer kognitiver Muster

Aufgrund der Neuropsychologie des Autismus mit ihren oben beschriebenen drei Grundpfeilern, würde eine Untersuchung dieser kognitiven Fertigkeiten unter Eltern von Autisten aussichtsvoll erscheinen. Tatsächlich gibt es nur wenige Untersuchungen zu *Theory of Mind-Fähigkeiten, exekutiven Funktionen und zentraler Kohärenz* unter erstgradig Verwandten von Autisten (siehe *Tabelle 4*). Die Ergebnisse sind insgesamt inkonsistent, wobei ein Trend erkennbar ist, dass *exekutive Dysfunktion*, *Theory of Mind*-Defizite und *schwache zentrale Kohärenz* auch unter Verwandten von autistischen Individuen verbreitet sind.

Unter den positiven Befunden finden sich Arbeiten aus Großbritannien (BARON-COHEN UND HAMMER 1997; DORRIS, ESPIE ET AL. 2004), die zeigen, dass Eltern von Kindern mit Asperger-Syndrom im Vergleich zu Kontrollgruppen Schwierigkeiten im mindreading haben. Diese *Theory-of-Mind*-Fertigkeit wurde anhand des »*Reading the Mind in the Eyes Test*« gemessen, der eine Interpretation von Photos der Augenregion zur Messung von subtilen Gefühlszuständen (mental states) abfordert.

Baron-Cohen fand auch überdurchschnittliche Ergebnisse im *Embedded-Figures-Test* (laut Happé ein geeignetes Instrument zur Messung der *visuo-motorischen zentralen Kohärenz*), vor allem unter den Vätern von Kindern mit Asperger-Syndrom. Dieser Befund wurde später repliziert (HAPPÉ ET AL. 2001). Happé zeigte auch positive Befunde mit Hilfe des *Mosaiktests* und optischen Täuschungen. *Exekutive*

Dysfunktion, wie es unter autistischen Individuen aufgezeigt wurde, konnte auch unter Eltern Betroffener festgestellt werden: Hughes (HUGHES ET AL. 1997) berichtete über schwache Planungsfähigkeiten und geringe Flexibilität bei Vätern von autistischen Kindern. Die Untersuchung wurde im Vergleich zu Eltern von geistig behinderten Kindern durchgeführt. Defizite im Bereich der exekutiven Funktionen wurden auch für nicht-autistische Geschwister berichtet (HUGHES ET AL. 1999).

Tabelle 2: *Kognitiver Phänotyp bei Verwandten 1. Grades*

Kognitiver Phänotyp bei Verwandten ersten Grades		
Studie	**Stichprobe**	**Häufung unter Verwandten?**
Defizite von Theory of Mind-Fertigkeiten		
Ozonoff et al. (1993)	Geschwister	Nein
Baron-Cohen & Hammer (1997)	Eltern	Ja
Bölte & Poustka (2003)	Eltern, Geschwister	Nein
Dorris et al. (2004)	Geschwister	Ja
Exekutive Dysfunktion		
Hughes et al. (1993)	Geschwister	Ja
Ozonoff et al. (1993)	Geschwister	Ja
Szatmari et al. (1993)	Eltern, Geschwister	Nein
Schwache zentrale Kohärenz		
Smalley & Asarnow (1990)	Geschwister	Ja
Fombonne et al. (1997)	Eltern, Geschwister	Nein
Baron-Cohen & Hammer (1997)	Eltern	Ja
Briskman et al. (2001)	Eltern, Geschwister	Ja / Nein
Happé et al. (2001)	Eltern, Geschwister	Ja / Nein

Zusammenfassend gibt es Hinweise, dass exekutive Dysfunktion, schwache zentrale Kohärenz und subtile Defizite im mindreading Teile des erweiterten, kognitiven Phänotyps von Autismus darstellen. Nichtsdestotrotz ist die Notwendigkeit zur Abgrenzung und Spezifizierung groß.

1.6 Schlussfolgerungen und Hypothese

Eine zentrale Erkenntnis der Autismus-Forschung ist, dass es eine Störung mit genetischer Grundlage darstellt. Anhand der zitierten Zwillings- und Familienuntersuchungen wurde deutlich, dass es eine Symptomexpression des Autismus gibt, die weit über die Grenzen des ›*Kernautismus*‹ hinausgeht. Ein sogenannter *erweiterter Phänotyp des Autismus* im Sinne eines dimensionalen Krankheitsverständnisses ist deutlich geworden.

Dieses dimensionale Modell jedoch führte zu noch größeren Schwierigkeiten in der Abgrenzung potenzieller, genetischer Marker. Schlussendlich bedarf es für eine molekulargenetische Eingrenzung in erster Linie einer merkmalsorientierten Abgrenzung, das heißt einer Abgrenzung eindeutig für Autismus spezifischer wie auch sensitiver Merkmale gegenüber komorbider Phänomene. Für genetische Untersuchungen könnte also eine Fokussierung auf einige Kernsymptome des Autismus fruchtbarer sein als weitere psychopathologische Beschreibungen.

Gestützt durch die Familienuntersuchungen mit der Annahme multipler symptombezogener Risikofaktoren für Autismus, besteht die Möglichkeit einer Ausschöpfung relevanter, symptombezogener Information wie es unter einer einfachen Einteilung Betroffene/ Nicht-Betroffene nicht möglich wäre. Die Beschreibung eines mehrdimensionalen bzw. erweiterten Phänotyps kann zunächst nicht die bisherige qualitative Autismus- Diagnostik ersetzen. Sie kann sie jedoch ergänzen, um die genetische Bandbreite der Störung zu bestimmen. Ziel dieser Studie ist die Erhebung autismusspezifischer Symptome, insbesondere neuropsychologischer Defizite, innerhalb von Familien mit einem autistischen Kind. Das Ziel besteht also in der Identifikation und Spezifizierung des erweiterten Phänotyps von Autismus.

Versuche zur Definition des erweiterten Phänotyps gab es bereits vielfach mit jeweils unterschiedlichen Schwierigkeiten. So fehlte es den rein deskriptiven Verhaltensphänotypisierungen an Reliabilität und Objektivität. Der Versuch einer Quantifizierung anhand allgemein kognitiver Schwächen führte wiederum zu einer sehr weit gefassten Definition mit fehlender Spezifität für Autismus. Neuropsychologische Untersuchungen versuchen ein kognitives Merkmal mit einem zugrunde liegenden Verhaltensmerkmal in direkter und kausaler Verbindung zu bringen. Bei gleichzeitig gegebener Objektivität ist gerade dieser Ansatz vielversprechend. Wie oben dargestellt setzten sich drei neuropsychologische Theorien für Autismus durch: *Theory of Mind*, die Theorie der *exekutiven Dysfunktion* und die Theorie der *schwachen zentralen Kohärenz*.

Da sich der neuropsychologische Ansatz zur Differenzierung des autistischen Phänotyps durchsetzen konnte, erscheint es folgerichtig diese Untersuchungsverfahren auch zur Spezifizierung des subklinischen Typs, das heißt des erweiterten Phänotyps heranzuziehen. Die in den vorhergehenden Abschnitten vorgestellten Untersuchungen zur Neuropsychologie subklinischer autistischer Auffälligkeiten kommen zu sehr uneinheitlichen Ergebnissen.

Die Sensitivität einer Reihe neuropsychologischer Verfahren, die bisher zur Untersuchung von Autisten angewandt wurden, soll in dieser Studie nun für subklinische Typen überprüft werden. Subklinische Varianten des Autismus werden in erster Linie unter erstgradig Verwandten von Betroffenen vermutet. Eltern autistischer Kinder stellen dabei eine wichtige Untersuchungsgruppe dar.

Auswahl der Kontrollgruppe

Der Einbezug von Eltern autistischer Kinder birgt methodologische Schwierigkeiten. Die Abgrenzung psychopathologischer bzw. in diesem Fall neuropsychologischer Phänomene als konstitutioneller Phänotyp gegenüber reaktiven Störungen, bedingt durch die Erziehung eines beeinträchtigten Kindes erscheint dabei schwierig. Ein Vergleich nur mit einer normativen Stichprobe würde dann nicht ausreichend sein. Ein Vergleich zwischen Eltern von Kindern mit anderen Entwicklungsstörungen, speziell assoziiert mit einer Intelligenzminderung könnte eher zu einer Differenzierung beitragen (SELTZER ET AL. 2004).

Die Auswahl von geistig behinderten Kindern als Kontrollgruppe ist sinnvoll, da geistige Behinderung mit die häufigste Begleitstörung, aber auch Differenzialdiagnose des Autismus darstellt. Es gilt daher auszuschließen, dass die geistige Behinderung einen Einfluss auf das neuropsychologische Muster nimmt.

Für die vorliegende Untersuchung ergibt sich folgende Hypothese:

Eltern autistischer und geistig behinderter Probanden ohne Autismus unterscheiden sich hinsichtlich ihrer neuropsychologischen Funktionen der *Theory of Mind, der exekutiven Funktionen* und der *zentralen Kohärenz.* Dabei sind die Fähigkeiten der Eltern autistischer Kinder in allen Bereichen schwächer als bei Eltern geistig behinderter Kinder. Die Differenzen sind nicht auf Alter oder Intelligenzniveau zurückzuführen.

2 Methoden

2.1 Untersuchungsteilnehmer

2.1.1 Beschreibung der Experimental- und Kontrollgruppe

Die Experimentalgruppe setzte sich zusammen aus 63 Elternteilen (34 Müttern und 29 Vätern) von 53 Kindern (13 Mädchen und 40 Jungen) mit Störungen aus dem *Autismus-Spektrum*. Unter den autistischen Kindern fanden sich 49 mit *frühkindlichem Autismus*, drei mit *Asperger-Syndrom* und einer mit einer nicht näher bezeichneten tiefgreifenden Entwicklungsstörung. Sechs der betroffenen Kinder waren Geschwister aus Multiplex-Familien, die übrigen aus Singleton-Familien. Das durchschnittliche Alter der autistischen Kinder betrug zum Untersuchungszeitpunkt 10,5 Jahre (SD = 5,8). Ihr durchschnittlicher non-verbaler IQ (gemessen mit dem *CPM*, *CPM-Formbrett-Version* oder *SPM)* betrug 75,5 (SD = 33,6).

Das durchschnittliche Alter der Eltern von den Kindern mit Autismus betrug zum Untersuchungszeitpunkt 42,6 Jahre (SD = 7,6). Der durchschnittliche IQ anhand des *SPM* betrug 107,2 (SD = 12,5). Der durchschnittliche verbale IQ, gemessen mit dem *PPVT-III*, betrug 94. Alle waren Kaukasier.

Tabelle 3: *Stichprobenbeschreibung der Experimentalgruppe*

Eltern von Kindern mit Autismus	n	Alter M (SD)	Nonverbaler IQ M (SD)	Sprachfähigkeit M (SD)
Gesamt Elternteile	63	42,6 (7,6)	107,2 (12,5)	94,0 (8,8)
Väter	29	44,5 (7,6)	108,2 (13,9)	94,7 (8,5)
Mütter	34	41,0 (7,3)	106,3 (11,3)	93,4 (9,3)

Die autistischen Probanden und deren Eltern wurden im Zeitraum 1999 bis Anfang 2003 in der Klinik für Psychiatrie und Psychotherapie des Kindes- und Jugendalters der Universitätsklinik Frankfurt am Main untersucht. Die Diagnostik wurde im Rahmen eines von der Deutschen Forschungsgemeinschaft (*DFG, GZ 255/7-1*) unterstützten, internationalen Forschungsprojektes zur genetischen Erforschung des Autismus vorgenommen, das neben den in dieser Arbeit berücksichtigten auch molekulargenetische Untersuchungen umfasst. Die molekulargenetischen untersuchungen wurden von der Abteilung *Molekulare Genomanalyse* des Deutschen Krebsforschungszentrums Heidelberg (*DKFZ*) durchgeführt.Jeder Proband wurde vor Beginn der Untersuchung ausführlich schriftlich und mündlich über die Ziele und Risiken der Untersuchung aufgeklärt. Das Votum der Ethikkommission lag zum Untersuchungszeitpunkt vor.

Die Kontrollgruppe bestand aus 30 Elternteilen (16 Mütter und 14 Väter) von insgesamt 21 Kindern mit einer *geistigen Behinderung*. Unter den 21 Kindern waren 9 Mädchen und 12 Jungen mit einer *ICD-10*-Diagnose einer *geistigen Behinderung*. 11 der Kinder wiesen *Down-Syndrom* auf, drei davon nicht klassifizierte *chromosomale Aberrationen* und eines eine *Myotone Dystrophie*. Bei den übrigen Kindern war die Ursache unbekannt. Zwei der betroffenen Kinder waren Geschwister, stammten also aus einer Multiplex-Familie. Die übrigen waren Singletons. Das durchschnittliche Alter der Kinder zum Untersuchungszeitpunkt betrug 13,0 Jahre (SD 3,7). Ihr durchschnittlicher non-verbaler IQ (gemessen mit *CPM* in der Buch- oder Formbrett-Version) betrug 53,9 (SD 10,8). Alle waren Kaukasier.

Das durchschnittliche Alter der Eltern der geistig behinderten Kinder war 43,5 Jahre (SD = 7,4). Der durchschnittliche IQ, gemessen mit *SPM* betrug bei den Eltern 100,6 (SD = 18,3). Der durchschnittliche verbale IQ, gemessen mit dem *PPVT-III*, betrug 86,3.

***Tabelle 4:** Stichprobenbeschreibung der Kontrollgruppe*

Eltern von Kindern mit geistiger Behinderung	n	Alter M (SD)	Nonverbaler IQ M (SD)	Sprachfähigkeit M (SD)
Gesamt Elternteile	30	43,5 (7,4)	100,6 (18,3)	86,3 (9,2)
Väter	14	44,7 (8,0)	101,2 (19,0)	86,4 (11,0)
Mütter	16	42,4 (6,9)	100,1 (18,3)	86,3 (7,5)

Die Probanden mit geistiger Behinderung und deren Eltern wurden im Zeitraum zwischen 2000 und 2002 untersucht. Wie aus der Stichprobenbeschreibung deutlich wird, bestehen Unterschiede der verbalen und nonverbalen Intelligenz zwischen den Gruppen. Die Signifikanz der Mittelwertunterschiede wurde durch einen t-Test abgesichert.

Tabelle 5: *Mittelwertvergleich der Intelligenzwerte*

	AUT M (SD)	GB M (SD)	T-Wert	Signifikanz p
nonverbale Intelligenz	107,2 (12,5)	100,6 (18,3)	2,03	.046
Sprachfähigkeit	94,0 (8,8)	86,3 (9,2)	3,89	.000

Den Unterschieden der verbalen und nonverbalen Intelligenz zwischen den Eltern geistig behinderter und autistischer Kinder wurde entsprechend interferenzstatistisch Rechnung getragen (siehe dazu *Kapitel 2.4 und Kapitel 3.2).*

2.1.2 Auswahlkriterien der Probanden der Experimental- und Kontrollgruppe

Die Voraussetzung für die Teilnahme an der Studie war für die Experimentalgruppe die Erfüllung der *ICD-10-Kriterien* für eine Diagnose aus dem Autismus-Spektrum. Die Autismus-Diagnostik zur Auswahl von Teilnehmern für die Experimentalgruppe beinhaltete letztendlich die Kombination aller für den Autismus relevanten diagnostischen Verfahren: (1) dem *FSK* (Bölte und Poustka 2005), der vor einer eingehenderen Untersuchung (als Screening-Verfahren) zum Einsatz kam (2) das *ADI-R* (Bölte et al. 2005) und (3) das *ADOS* (Rühl et al. 2004). Nach Selektion durch diese Verfahren entschied der klinische Konsens über die Diagnose innerhalb des autistischen Spektrums (*frühkindlicher Autismus, Asperger-Syndrom, atypischer Autismus, nicht-näher bezeichnete tiefgreifende Entwicklungsstörung*). Mit diesem Vorgehen sollte die höchstmögliche Spezifität für die psychiatrische Diagnostik gewährleistet werden. Der Einschluss in die Experimentalgruppe der Studie erfolgte letztlich bei Vorliegen einer Autismus-Spektrum-Diagnose. Ausschlusskriterien waren jede Ätiologie, die häufig eine autistische Phänokopie erzeugt (zum Beispiel *Rett-Syndrom, tuberöse Sklerose, fokale Epilepsie*), genetische Syndrome, die das zentrale Nervensystem betreffen, soziale Deprivation in den ersten vier Lebensjahren, visuelle und auditive Beeinträchtigungen, Geburtskomplikationen oder bekannte medizinische Umstände (zum Beispiel *Schädel-Hirm-Trauma* in der Vorgeschichte). Kinder unter vier Jahren wurden ebenfalls ausgeschlossen, da eine sichere Diagnosestellung im jungen Kleinkindesalter erschwert ist.

Bei den Eltern der autistischen Probanden durfte keine psychiatrische oder schwerwiegende organische Erkrankung vorliegen.

Für die Kontrollgruppe wurden Kinder von mindestens 4 bis 18 Jahren mit einem nonverbalen IQ < 70 eingeschlossen. Alle teilnehmenden Kinder besuchten eine Schule für Praktisch Bildbare und waren durch die schulpsychologische Untersuchung als *geistig behindert* vorgetestet. Bei den Probanden mit einer endogenen Ursache waren die Diagnosen eines *Down-Syndroms* und einer *Myotonen Dystrophie* vorbekannt. Eine Störung aus dem autistischen Spektrum durfte nicht vorliegen und wurde vor Untersuchungsbeginn durch einen Screening-Fragebogen (*FSK*) (Bölte und Poustka 2005) ausgeschlossen. Als Ausschlusskriterium galt ein Summenwert von über 16. Zur Diagnostik der Intelligenzminderung wurde der *CPM* von Raven in der Buch- oder Formbrett-Version eingesetzt (siehe *Kapitel 2.3.2*).

Auch bei den Eltern der Kontrollgruppe durfte keine psychiatrische oder gravierende organische Erkrankung vorliegen.

2.2 Untersuchungsablauf

Die Untersuchung der Probanden der Experimentalgruppe fand im Zentrum für Psychiatrie, Klinik für Psychiatrie und Psychotherapie des Kindes- und Jugendalters der Universitätsklinik Frankfurt am Main statt. Die Untersuchung der Kontrollgruppe fand in Form von Hausbesuchen statt.

Vor Studieneinschluss fand mit den jeweiligen Elternteilen ein ausführliches Informationsgespräch über den Hintergrund, das Ziel und den zeitlichen Aufwand der Untersuchung statt. Es erfolgte für Probanden und Eltern der Experimental- und Kontrollgruppe ein Informationsgespräch über den Hintergrund und das Ziel der Untersuchung sowie über den zu erwartenden Zeitaufwand. Alle Eltern und jugendliche Probanden erhielten zudem ein Informationsblatt (siehe *Anhang*) mit einer Zusammenfassung aller relevanten Hintergründe. Die Teilnahme an der Studie war freiwillig, was alle Probanden und Eltern durch eine schriftliche Erklärung (siehe *Anhang*) bestätigten. Die Untersuchung der Experimentalgruppe fand in der Klinik zu jeweils einem Messzeitpunkt statt. Zur Untersuchung der Kontrollgruppe waren zumeist zwei Untersuchungszeitpunkte notwendig, da ein Untersucher alle Tests durchführte. Der Zeitraum zwischen den beiden Untersuchungszeitpunkten der Kontrollgruppe umfasste einen Tag bis maximal drei Wochen.

Vor der Testdurchführung wurde zunächst allen potenziellen Untersuchungsteilnehmern der Experimental- und Kontrollgruppe der *Fragebogen zur sozialen Kommunikation (FSK)* zugesandt und ausgewertet. Probanden mit einem Summenwert ≥ 16 wurden zur weiteren Diagnostik der Experimentalgruppe zugeführt. Bei den geistigebehinderten Pobanden galt als Einschlusskriterium ein Summenwert im *FSK* von < 16. Die Intelligenzdiagnostik erfolgte jeweils zum ersten Untersuchungszeitpunkt. Die Untersuchung der Kontrollgruppe erfolgte im Rahmen von Hausbesuchen, wobei die komplette Testung zu maximal zwei Messzeitpunkten durchgeführt wurde.

2.3 Untersuchungsmaterial

Im Folgenden sollen die Instrumente dargestellt werden, die zur Klassifikation der autistischen Störungen, zur Messung des IQs und zur Messung der *Exekutiven Funktionen*, der *zentralen Kohärenz* und der *Emotionserkennung* angewandt wurden.

2.3.1 Autismusspezifische Verfahren

Fragebogen zur sozialen Kommunikation (FSK)

Dieser Elternfragebogen dient der Erfassung von abnormen sozialen Interaktions- und Kommunikationsmustern sowie stereotypen Verhaltensweisen. Der Fragebogen kommt für Personen ab einem Alter von vier Jahren bzw. einem Entwicklungsalter von mindestens zwei Jahren zum Einsatz. Er ist ein aus dem *Autism Diagnostic Interview-Revised* (siehe unten) abgeleiteter Fragebogen mit 40 dichotom skalierten Items. Die Auswertung des Fragebogens erfolgt über den Summenwert der positiv kodierten Items.

Gütekriterien: Bölte et. al. (Bölte und Poustka 2005) untersuchten die psychometrischen Eigenschaften des *FSK*: Die interne Konsistenz war gut (r = .85) mit einer Konvergenz des *FSK* mit dem *ADI-R* von r = .66. Zur Validität hatte ein Cut-off von 17 Punkten eine sehr gute Spezifität und Sensitivität für Autismus. Rutter et al. (Rutter et al. 2001) gaben für den englischen Originalfragebogen einen Cut-off von 15 für das gesamte autistische Spektrum an. Der Summenwert diskriminiert hochsignifikant zwischen Autismus/autistischem Spektrum und anderen psychischen Störungen sowie Normalität.

Diagnostisches Interview für Autismus in Revision (ADI-R)

In unserer Untersuchung wurde die deutsche Adaption des *Autism Diagnostic Interviews Revised* (Bölte et al. 2005) verwendet. Es handelt sich dabei um ein untersuchergeleitetes Interview, das mit den Bezugspersonen auffälliger Kinder durchgeführt wird und die diagnostischen Richtlinien für Autismus nach *ICD-10* und *DSM-IV* in einem reliablen Algorithmus zusammenfasst. Neben einigen vorangestellten Fragen enthält es 93 nummerierte und hauptsächlich von 0–3 skalierte Items zur Entwicklungsgeschichte, sozialen Interaktion, Kommunikation, zu stereotypem Verhalten sowie komorbiden Störungen. Im *ADI-R* wird eine Itemauswahl in einem diagnostischen Algorithmus verrechnet. Die meisten Kodierungen beziehen sich auf jemals gezeigtes Verhalten oder für die Phase zwischen dem vierten bis fünften Lebensjahr, da in diesem Alter im Rahmen autistischer Störungen in der Regel eine breite Symptomatik vorliegt. Dieses Vorgehen birgt das methodische Problem verzerrender Erinnerungseffekte. Die Durchführung des *ADI-R* nimmt ungefähr zwei Stunden in Anspruch. Das *ADI-R* enthält keinen Algorithmus zur Differenzierung von Subtypen des autistischen Spektrums.

Gütekriterien: Für die deutsche Fassung konnten zufriedenstellende bis sehr gute Interrater-Reliabilitäten sowie eine gute interne Konsistenz nachgewiesen werden (Poustka et al. 1996; Bölte und Poustka 2001).

Diagnostische Beobachtungsskala für Autistische Störungen (ADOS)

Die diagnostische Beobachtungsskala für Autistische Störungen (*Autism Diagnostic Observation Schedule* [(Lord al. 2000); deutsche Übersetzung von (Rühl et al. 2004)] ist eine strukturierte Ratingskala zur Erfassung von Kommunikation, sozialer Interaktion und Spielverhalten bei Kindern und Erwachsenen mit Verdacht auf eine *Autismus-Spektrum-Diagnose.* Das *ADOS* enthält standardisierte Aufgaben, Aktivitäten und Interview-Elemente, mit denen gezielt zwanglose und möglichst natürliche soziale Situationen erzeugt werden sollen, um so die für die Diagnostik autistischer Störungen relevanten Sachverhalte zeitökonomisch und sorgfältig beurteilen zu können.

Das *ADOS* besteht aus vier sogenannten Modulen, deren Durchführung zwischen 45 Minuten und einer Stunde beansprucht. Je nach Sprachniveau (vorsprachlich, flexible Sprache in Sätzen, fließende Sprache) und Alter des Kindes kommt das Modul 1 bis 4 zum Einsatz. Modul 1 und 2 sind eher spielerisch angelegt, Modul 3 stellt eine Kombination von Spiel- und Interviewsequenzen dar und Modul 4 ist schließlich in erster Linie interviewbasiert und umfasst sozio-emotionale Themen sowie Fragen zu Alltagsgestaltung und -kompetenzen. Aufgabe des Untersuchers ist es, strukturiert und gezielt soziale Situationen herzustellen, in denen das kritische Verhalten mit großer Wahrscheinlichkeit auftritt.

Bei jedem Modul des *ADOS* werden zwischen 28 und 31 Verhaltenskriterien bewertet, anschließend wird eine Auswahl dieser Kodierungen in einem nach dem *ICD-10* und des *DSM-IV* gestalteten diagnostischen Algorithmus für Autismus verrechnet. Die selektierten Itemkodierungen werden auf den Skalen Kommunikation und soziale Interaktion summiert, die Cut-Offs für Autismus und autistisches Spektrum enthalten. Das *ADOS* enthält zwar auch Items zur Beurteilung stereotypen Verhaltens, diese gehen jedoch nicht in den diagnostischen Algorithmus ein. Es hatte sich im Vorfeld gezeigt, dass sich solches Verhalten innerhalb eines kurzen Beobachtungszeitraumes nicht ausreichend zeigt. Daher schließt das *ADOS* nicht alle Informationen ein, die für eine Diagnosenstellung nach *ICD-10* notwendig sind. **Gütekriterien:** Interrater- und Retest-Reliabilität erwiesen sich als gut, ebenso die interne Konsistenz der Skalen Kommunikation und soziale Interaktion. Zur Validität zeigte sich eine Übereinstimmung zwischen *ADOS* und klinischer Konsensusdiagnose von 77 %. Es zeigte sich eine sehr hohe Sensitivität bei einer Spezifität von 48 % für die Diskriminierung zwischen Autismus und anderen autistischen Störungen (Bölte und Poustka 2004).

2.3.2 Verfahren zur Intelligenzdiagnostik

Bei den Probanden der Experimental- und Kontrollgruppe erfolgte eine Einschätzung des nonverbalen- und verbalen IQs anhand folgender Verfahren:

Progressive Matrizentests von Raven *(SPM, CPM, Formbrett-Version des CPM)*

Es handelt sich um einen sprachfreien und bildungsunabhängigen Intelligenztest, der das abstrakt-logische Denken misst. Ursprünglich wurde der Test als Entwicklungstest zur sprachfreien Erfassung des klaren Denkens und der Beobachtungsgabe entwickelt. Verschiedene Untersuchungen haben jedoch gezeigt, dass Ravens *Progressive Matrizen* am ehesten die allgemeine Intelligenz (*Faktor g*) im Sinne Spearmans messen (Spearman 1938).

Die Aufgaben bestehen aus geometrischen Figuren oder Mustern, die aus jeweils 6 dargebotenen Antwortalternativen ergänzt werden sollen (Mehrfachauswahl-Format). Die Probanden müssen dasjenige Muster aus der Auswahl finden, das aufgrund einer oder mehrerer Gesetzmäßigkeiten in diese Lücke passt. Die Aufgabenschwierigkeit nimmt im Verlauf zu. Es liegen mehrere Versionen mit verschiedener Aufgabenschwierigkeit und somit unterschiedlichen Einsatzbereichen vor.

Die *Standard Progressive Matrices* (*SPM*) bestehen aus 60 Items, die in fünf Gruppen zu zwölf Items unterteilt sind. Eingesetzt wird der Test bei Personen im Alter ab zehn Jahren.

Die *Coloured Progressive Matrices* (*CPM*) ist zur Untersuchung von Kindern unter elf Jahren konzipiert und stellt eine kürzere und einfachere Version der *SPM* dar. Die *CPM* besteht aus 38 Items in drei Sets zu je zwölf Items. Der Test wurde sowohl in Form eines Testheftes vorgelegt, als auch in der Formbrett-Version, eine Version des Tests, die das Einfügen der Antwortmöglichkeit nach Art eines Puzzles erlaubt. Die *Board-Form* ermöglicht eine sprachunabhängige Demonstration der Testaufgaben und ist darüber hinaus einer der wenigen Tests, die bei Personen mit Taubheit oder Sprachstörungen angewendet werden können. Obwohl die Tests sprachfrei sind und deshalb auch für Personen aus anderen Kultur- und Sprachregionen geeignet sind, ist nicht gesichert, ob das Messergebnis unabhängig von sozioökonomischen und kulturellen Einflussfaktoren ist.

Gütekriterien: Durchführungs- und Auswertungsobjektivität sind gesichert. Die Reliabilität, im Sinne der inneren Konsistenz und Retest-Reliabilität ist gut bis sehr gut. In Bezug auf die inhaltliche Validität kommt Carroll in seinem Literaturüberblick zu dem Schluss, dass der *SPM* und *CPM* zur Messung der allgemeinen sowie der fluiden Intelligenz geeignet ist (Carroll 1993). In einigen Studien wurde ferner auf das induktive Denken und die räumliche Vorstellung hingewiesen, die bei diesem Test eine besondere Rolle spielen.

Es bestehen signifikante Korrelationen zu anderen Intelligenztests (*Mosaiktest* und *ZVT*). Außerdem korrelieren die Progressive Matrizen zu den Schulnoten und zeigen dabei eine prognostische Validität zwischen .33 und .70 (Raven 1996).

Peabody-Picture-Vocabulary-Test – Revised (PPVT- III)

Der *Peabody-Picture-Vocabulary-Test-III* (Dunn 1997), dessen erste Version 1958 erschien, ist ein Individualtest und dient der Erfassung von Sprachverständnis gesprochener Sprache und ist damit ein Screening-Test passiver, verbaler Fähigkeiten. Der Test kann für Personen im Alter ab zweieinhalb Jahren eingesetzt werden. Die dritte Version, auch als deutsche Adaption erhältlich, ist in zwei Parallelformen erhältlich. Jede Testform beinhaltet vier Übungsitems, gefolgt von 204 Testitems, aufgeteilt in 17 Sets. Innerhalb der Sets nimmt die Aufgabenschwierigkeit zu. Jedes Item besteht aus vier einfachen Schwarz-Weiss-Illustrationen auf einer Seite, angeordnet als Mehrfachauswahl-Format. Aufgabe des Probanden ist es, aus einer Bildauswahl dasjenige auszuwählen, das als beste Darstellung eines vom Untersucher genannten Begriffes gilt. Nach vier falsch angezeigten Items erfolgt der Testabbruch. Eine verbale Reaktion der Testperson ist nicht unbedingt erforderlich, das Zeigen auf die jeweilige Abbildung reicht aus. Damit ist der Test auch für Personen mit Sprachstörungen geeignet. Es liegen Prozentrangnormen für die Gesamtstichproben, sowie Altersnormen vor.

Gütekriterien: Die Reliabilität im Sinne der inneren Konsistenz und der Retest-Reliabilität ist sehr gut. Bezüglich der Kriteriumsvalidität bestehen signifikante Zusammenhänge zum verbalen IQ des Wechsler- Intelligenztests (.71), als auch zum Handlungs-IQ und zum Gesamt-IQ (ALTEPETER 1989). Zur prognostischen Validität gibt es noch keine Daten.

2.3.3 Neuropsychologische Untersuchungsverfahren

2.3.3.1 Erfassung der exekutiven Funktionen

Wisconsin-Card-Sorting-Test (WCST)

Der *Wisconsin-Card-Sorting-Test* wurde ursprünglich als Test zur Erfassung des abstrakten Denkens, Flexibilität von Denkprozessen und Ausdauer bei hirngesunden Erwachsenen konzipiert (BERG 1948). Er findet heute weltweiten Einsatz in der Entwicklungspsychologie, in der klinischen Neuropsychologie und Psychiatrie als Instrument zur Messung exekutiver Funktionen (HEATON 1993). Normen liegen für Menschen im Alter von 6 ½ bis 89 Jahren vor. Die manuelle Version besteht unter anderem aus vier Stimuluskarten, die vor dem Probanden angeordnet werden. Abgebildet ist auf der ersten Karte ein rotes Dreieck, auf der zweiten zwei grüne Sterne, auf der dritten drei gelbe Kreuze und auf der vierten vier blaue Kreise. Dem Individuum werden 64 Antwortkarten in Folge vorgelegt, die nach einem von drei möglichen Prinzipien den Stimuluskarten zuzuordnen sind. Zuordnungskriterien sind Farbe (rot, grün, gelb, blau), Anzahl (eins, zwei, drei, vier) oder Form (Dreieck, Stern, Kreuz, Kreis). Der Proband muss initial ein Prinzip gemäß Versuch-und-Irrtum ausprobieren. Die Person erhält über ihre jeweilige Sortierentscheidung nur die Antwort ›richtig›‹ oder ›falsch‹ und muss dadurch auf das gesuchte Konzept kommen. Nach zehn korrekten Platzierungen wechselt der Testleiter das Konzept. Untersucht wird, inwiefern der Proband in der Lage ist, aus einer vorgegebenen Menge richtiger bzw. falscher Exemplare ein zugrunde liegendes Konzept zu extrahieren, Strategien zu entwickeln und diese unter Feedback weiterzuverfolgen oder zu verwerfen.

Bei der Computerfassung des Testes (LOONG 1990) wird die Interaktion mit dem Testleiter auf die Instruktion beschränkt. Die Antwortkarten werden über den Bildschirm präsentiert, die Stimuluskarten befinden sich auf einer Leiste vor dem Probanden. In Abhängigkeit von der Testleistung bestimmt ein Algorithmus während der Testung die Anzahl der präsentierten Antwortkarten. Maximal werden 128 zuzuordnende elektronische Karten vorgelegt. Mit besserer Leistung wird die Anzahl der präsentierten Karten reduziert. Dem eigentlichen Test geht ein Probelauf zur Veranschaulichung der Aufgabe voraus. Die Testdauer in der Computer-Version ist abhängig von der Leistung des jeweiligen Probanden und beträgt 10–15 Minuten.

Abhängige Variablen sind die Anzahl der richtigen Antworten, Perseverationsfehler, andere Fehler und abgeschlossene Regeln.

Als Messinstrument für exekutive Dysfunktion wurde in mehreren Studien die Anzahl der Perseverationsfehler als Marker identifiziert, die unter Autisten im Vergleich zu Kontrollgruppen signifikant höher lag (Rumsey 1985; Bennetto et al. 1996; Ozonoff und Jensen 1999).

Turm von Hanoi (TvH)

Der *Turm von Hanoi* ist ein neuropsychologisches Instrument zur Erfassung von Planungs- und Problemlösungsfähigkeiten. Es besteht eine standardisierte Versuchsanordnung. Auf einer Unterlage sind drei runde Felder markiert. Auf einem der Felder befindet sich ein Turm aus runden Holzscheiben, deren Durchmesser sich von unten nach oben verringert. Von der Anzahl der Holzscheiben hängt der Schwierigkeitsgrad des Testes ab. In unserer Untersuchung wurden vier Scheiben verwendet.

Zur Lösung des *TvH* müssen vier unterschiedlich große Scheiben von einem Anfangsstab auf einen von zwei möglichen Zielstäben gesetzt werden, wobei in einem Zug nur jeweils eine Scheibe bewegt und nie eine größere auf eine kleinere Scheibe gesetzt werden darf. Die Aufgabe des Probanden besteht darin, den Turm mit möglichst wenigen Zügen (d.h. Scheibenbewegungen) über ein Zwischenfeld auf ein Zielfeld so zu transferieren, dass die Scheiben wieder in derselben Anordnung vorliegen. Entscheidend für die Lösung ist die Planung sukzessiver Züge, wobei kleinere ‚Zwischentürme' als Subziele aufzufassen sind. Der Proband muss also in der Lage sein, diese verschiedenen Zwischenschritte einzuplanen. Als abhängige Maße werden die Anzahl der Züge, Regelverletzungen und die benötigte Zeit erfasst. In unserer Untersuchung wurde lediglich die Bearbeitungszeit verwertet. Das Verfahren wurde bei Jugendlichen und bei Erwachsenen eingesetzt. Explizite Altersgrenzen werden nicht angegeben.

Gütekriterien: Die Durchführung des Verfahrens und die Bewertung können objektiv vorgenommen werden. Die Korrelationen der Züge und Zeiten für hirngeschädigte und gesunde Probanden zeigen eine ausreichende Reliabilität (GEDIGA UND SCHÖTTKE 2001). Für eine Bestimmung der Retest-Reliabilität liegen noch keine ausreichenden Ergebnisse vor. Die Konstruktvalidität (für den Turm mit vier Scheiben) ist für gesunde Kontrollen hoch mit hohen Korrelationen zwischen Planungsgüte, Zügen und Zeiten.

Der *TvH* wird zur neuropsychologischen Diagnostik herangezogen. Störungen des Planungsverhaltens treten vor allem bei frontalen Hirnschädigungen auf (CRAMON 1988). In der Autismusforschung zeigte der Test signifikant schlechtere Ergebnisse unter den Autisten als bei der Untersuchung von Kontrollgruppen (BENNETTO ET AL. 1996) und diente in diversen Studien als Marker *exekutiver Dysfunktion*. Untersuchungen, die mit einem dem *Turm von Hanoi* sehr ähnlichem Verfahren durchgeführt wurden, dem *Turm von London*, replizierten oben genannte Ergebnisse (HUGHES, RUSSELL ET AL. 1994).

Trailmaking-Test (TMT)

Der *Trailmaking-Test* ist Teil der *Halstead Reitan Test Battery*, einer ausführlichen und sicherlich einer der am besten validierten Testbatterien zur Erfassung neuropsychologischer Defizite. Entwickelt von Ward Halstead nach dem 2. Weltkrieg und später modifiziert durch seinen Schüler Ralph Reitan diente die Testbatterie zunächst der Erfassung kognitiver Störungen bei traumatischen Hirnschädigungen, vor allem bei Frontalhirnläsionen (HALSTEAD 1947; REITAN 1958).

Der *TMT* als Subtest der Batterie zur Erfassung exekutiver Dysfunktion soll Aufmerksamkeit, visuo-motorische Fähigkeiten und mentale Flexibilität untersuchen. Es handelt sich um einen Papier-und-Bleistift-Test. Der *TMT Teil A* verlangt das Verbinden der unregelmäßig auf einem Blatt verteilten Zahlen 1 bis 25, unter Zeitdruck und ohne den Stift zwischendurch abzusetzen. Der Test erfasst die visuelle Orientierung und die Aufmerksamkeit im Sinne der kognitiven Verarbeitungsgeschwindigkeit.

Beim *TMT Teil B* müssen Zahlen und Buchstaben alternierend und in aufsteigender Reihenfolge so schnell wie möglich verbunden werden. Der Aufmerksamkeitsfokus muss also ständig gewechselt werden bei gleichzeitig notwendiger Arbeitsgedächtnisleistung bezüglich der Reihenfolge der Zahlen und Buchstaben. Der Test misst neben der geteilten Aufmerksamkeit vor allem kognitive Flexibilität und Umstellungsfähigkeit als Teile der Exekutiven Funktionen. Die Nähe zu anderen Messinstrumenten der exekutiven Funktionen führte auch zum Einsatz des Tests zur Messung und Diagnostik von Frontalhirnläsionen (Spreen 1998). Dass die Subtests unterschiedliche Funktionen messen zeigt auch die schwache Korrelation unter den Subtests (.49).

Der *TMT* hat sich in mehreren Untersuchungen als robust gegenüber Geschlechts- und Bildungseffekten erwiesen (Ivnik et al. 1996).

2.3.3.2 Erfassung der zentralen Kohärenz

Mosaiktest

Entwickelt wurde der *Mosaiktest* von Kohs zur Intelligenzdiagnostik (Kohs 1923). Heute ist er Teil mehrerer Testbatterien, wie zum Beispiel Subtest der *Wechsler-Intelligenz-Skalen* für Kinder und Erwachsene (Wechsler 1974; Wechsler 1981). Er dient der Messung visuo-motorischer, räumlicher Fähigkeiten, sowie der Erfassung non-verbaler, abstrakter Begriffsbildung (Sattler 1974). Innerhalb des Wechsler Tests zeigte es eine der höchsten Korrelationen mit *Faktor g* (allgemeine Intelligenz) (Maxwell 1959).

Bestandteile des Tests sind neben neun mehrfarbigen Würfeln eine, je nach Version des Tests unterschiedliche Anzahl an Kärtchen mit Mustern. Die Seiten der Würfel sind entweder einfarbig oder bestehen aus 2 farbigen Flächen, die durch die Diagonale der Eckpunkte getrennt sind. Die auf den Kärtchen abgebildeten Muster sollen mit den Würfeln nachgebaut werden. Die nachzubauenden Muster haben ansteigende Schwierigkeitsgrade und damit unterschiedliche Zeitgrenzen, innerhalb derer die Aufgaben zu lösen sind. Nach drei Fehlversuchen in Folge wird der Test abgebrochen. Je nach Erfolg und nach Bearbeitungsgeschwindigkeit werden verschiedene Punktwerte verrechnet, die wiederum anhand von Altersnormen gestaffelte Wertpunkte ergeben. In der klinischen Forschung zeigten sich Zusammenhänge zwischen schwachen Leistungen im *Mosaiktest* und Hirnläsionen (SHAPIRO 1952).

In der Autismusforschung zeigte sich, dass die betroffenen Probanden im *Mosaiktest* bessere Ergebnisse erzielten als in anderen Subtests, im Gegensatz zu anderen geistig behinderten Diagnosegruppen (LOCKYER UND RUTTER 1970; VENTER ET AL. 1992). Als wichtigstes Erklärungsmodell für diese Ergebnisse diente zuletzt die Annahme einer präsegmentierten Gestaltwahrnehmung von autistischen Individuen. So entwickelte sich der *Mosaiktest* zu einem geeigneten Instrument zur Erfassung einer *schwachen zentralen Kohärenz* (SHAH UND FRITH 1993).

Embedded-Figures-Test (EFT)

Der *Embedded-Figures-Test* (WITKIN 1971) wird im klinischen Bereich zur Überprüfung der Differenzierungsleistung und zerebraler Funktionsstörungen angewandt. Ursprünglich wurde das Verfahren zur Erfassung eines ›*kognitiven Stils*‹ eines Probanden entwickelt (WITKIN 1949).

Der Test beruht dabei auf dem Konzept der *Feldabhängigkeit vs. Feldunabhängigkeit*. Als *feldabhängig* bezeichnet man nach Witkins eine Person, die durch die Wahrnehmung von Umgebungsreizen derart geleitet wird, dass ihr eine von der Umgebung unabhängige Wahrnehmungsleistung nicht gelingt. In diesem Zusammenhang findet der Test auch Anwendung in der Arbeits- und Betriebspsychologie.

Der Test besteht aus 12 Karten mit komplexen Figuren und einigen Stimuluskarten. Die Aufgabe besteht darin, die auf der Stimuluskarte vorgegebene Suchfigur in einem Muster zu identifizieren, ohne beide Karten gleichzeitig zu sehen. Dem Probanden wird zunächst die komplexe Figur gezeigt, dann wird ihm der Stimulus für zehn Sekunden präsentiert, um ihm erneut die komplexe Figur vorzulegen. Der Proband muss nun die Suchfigur im komplexen Muster durch Umranden aufzeigen. Die Bearbeitungsgeschwindigkeit des Probanden findet dabei als abhängige Variable Berücksichtigung. Die maximale Bearbeitungszeit pro Item beträgt drei Minuten. Als Testwert gilt die durchschnittliche Bearbeitungsgeschwindigkeit je Item in Sekunden.

Gütekriterien: Die Reliabilität im Sinne der inneren Konsistenz und der Retest-Reliabilität sind hoch eingestuft (r = .90). Validitätsstudien markieren schlechtere Leistungen bei Probanden mit Hirnläsionen (Corkin 1979). Normdaten liegen sowohl für Kinder als auch für Erwachsene vor.

In der Autismusforschung fiel eine relativ gute Leistung (in Relation zum Alter und Intelligenz) von Kindern mit Autismus im *EFT* im Vergleich zu Normgruppen auf (Shah und Frith 1983). Die Ergebnisse wurden auch für erwachsene Betroffenen mit durchschnittlicher Intelligenz, dann mit Hilfe der Erwachsenen-Version des *EFT* (erneut im Vergleich zu Normdaten), repliziert (Jolliffe und Baron-Cohen 1997). Als Erklärungsmodell diente hier wie auch bei der Interpretation der relativ starken Leistungen von Autisten im Mosaiktest die Theorie der schwachen zentralen Kohärenz (Frith 1989).

2.3.3.3 Erfassung der Fertigkeiten zur Emotionserkennung

Frankfurter Test des Erkennens von fazialem Affekt (FEFA-Test)

Als Test zur *Emotionserkennung* und Marker der *Theory of Mind* kam ein computerbasierter Test zum Einsatz, der in der Kinder- und Jugendpsychiatrie der J.W. Goethe Universitätsklinik Frankfurt entwickelt wurde (Bölte et al. 2002). Der Test dient der Erfassung der Fähigkeit, Emotionen in menschlichen Gesichtern wahrzunehmen und zu deuten. Dazu wurden 500 Bilder mit menschlichen Gesichtern mit unterschiedlicher Mimik gesammelt. Die Sammlung beinhaltete vor allem Bilder menschlicher Affekte von Ekman und Friesen (Ekman und Friesen 1971), außerdem eine Reihe von Bildern, die in einer vorherigen Studie zu Autismus in einer Klinik in Regensburg verwendet wurden (Bormann-Kischkel et al. 1995) sowie von unserer Klinik in Zusammenarbeit mit dem Residenztheater in München aufgenommene Bilder. Anhand einer gemischten, nichtrepräsentativen Stichprobe wurden die Bilder entsprechend des kulturübergreifenden Konzeptes der sieben basalen emotionalen Zustände (Freude, Trauer, Furcht, Ekel, Ärger, Überraschung und neutral) nach Ekman und Friesen beurteilt. Sodann wurden 50 Fotografien ausgewählt, bei denen die Stichprobe eine Übereinstimmung von mind. 90 % in einer oder zwei Kategorien erreicht hatte. Diese emotionalen Kategorien wurden als erwartete Antworten gewertet. Entsprechend dieser Kategorisierung erfolgte die Testzusammensetzung mit den jeweiligen Bildern. Mit diesen 50 visuellen Stimuli und den korrespondierenden normativen Daten wurde ein computerbasierter *FEFA-Test* entwickelt, in dem maximal 50 Punkte erzielt werden können.

Gütekriterien: In der normativen Gesamtstichprobe wurde eine interne Konsistenz von α= .95 erreicht und eine Retest-Reliabilität von r= .92. Die Interaktion mit dem Testleiter beschränkt sich auf ein Minimum, da die Instruktionen über den Bildschirm erfolgen.

Tabelle 6. *Psychologische Parameter und Duchführungsaufwand*

Psychiatrische Diagnostik			
Konstrukt	**Instrument**	**Dauer (min)**	**Gruppe**
Autismus	Fragebogen zur sozialen Kommunikation (FSK)	15	EG, KG
Autismus	Autismus Diagnostisches Interview (ADI-R)	120–240	EG
Autismus	Autism Diagnostic Observation Schedule (ADOS)	30–60	EG
Intelligenz			
Konstrukt	**Instrument**	**Dauer (min)**	**Gruppe**
Nonverbaler IQ	Colored und Standard Progressive Matrices (CPM, SPM)	30	EG, KG
Verbaler IQ	Peabody-Picture-Vocabulary-Test -III (PPVT-III)	20	EG, KG
Neuropsychologie			
Konstrukt	**Instrument**	**Dauer (min)**	**Gruppe**
Exekutive Funktionen	Wisconsin-Card-Sorting-Test (WCST)	25	EG, KG
Exekutive Funktionen	Turm von Hanoi (TvH)	15	EG, KG
Exekutive Funktionen	Trailmaking-Test (TMT)	15	EG, KG
Zentrale Kohärenz	Mosaiktest des HAWIE-R bzw. HAWIK-R	15	EG, KG
Zentrale Kohärenz	Embedded-Figures-Test (EFT)	35	EG, KG
Emotionserkennung	Frankfurter Test des Erkennens von fazialem Affekt (FEFA)	30	EG, KG

EG = Experimentalgruppe, KG = Kontrollgruppe

2.4 Statistik

Alle Probanden der Experimentalgruppe hatten mit Hilfe des *ADI-R* und des *ADOS* die Diagnose einer Störung aus dem Autismus-Spektrum erhalten. In der Kontrollgruppe wurde mit Hilfe des *FSK-Screening-Fragebogens* wiederum Autismus ausgeschlossen. Eine geistige Behinderung war bei allen Probanden der Kontrollgruppe vordiagnostiziert und durch die Intelligenzdiagnostik mit Hilfe der Raven-Matrizen objektiv erfasst. Alle Eltern der Probanden, sowohl der Experimental- als auch der Kontrollgruppe, wurden mit oben beschriebenen Instrumenten neuropsychologisch untersucht. Ein Großteil der Probanden der Experimentalgruppe (Probanden mit *Low-Functioning-Autismus)* als auch der Kontrollgruppe konnte aufgrund der Schwere ihrer Symptomatik bzw. der Ausprägung ihrer Intelligenzminderung nicht mit der gesamten Testbatterie untersucht werden.

In der Kovarianzanalyse werden varianzanalytische und regressionsanalytische Techniken kombiniert. Letztendlich ermöglicht dieses Verfahren eine Reduktion der Fehlervarianz, ohne dass die Anzahl der Probanden erhöht werden muss. Im Gegensatz zum Matching, bei dem durch Parallelisieren der Gruppen nach bestimmten Variablen eine Vergleichbarkeit ermöglicht wird, gestattet die Kovarianzanalyse die Berücksichtigung einer möglichst großen Stichprobe. Alle erhobenen Daten können berücksichtigt werden, wohingegen beim Matching nicht-parallelisierte Fälle nicht berücksichtigt werden.

Festlegung des α-Niveaus:

Die statistische Auswertung erfolgte mit Hilfe des Softwarepaketes *Statistical Package for the Social Sciences* (*SPSS for Windows, Version 11.5*). Die statistischen Berechnungen erfolgten auf der Basis der Rohwerte bzw. der errechneten Intelligenzquotienten.

Als statistisch hoch signifikant gelten Ergebnisse mit einer Irrtumswahrscheinlichkeit von $p < .01$ und als statistisch signifikant mit $p < .05$. Aus deskriptiven Gründen werden auch Ergebnisse erwähnt, die mit $p < .10$ eine tendenzielle Signifikanz aufzeigen. Zusätzlich zum Signifikanzniveau wurde bei jedem Ergebnis einer hypothesenprüfenden Inferenzstatistik die dem Verfahren entsprechende

Effektgröße ex post bestimmt. Effektgrößen liefern die Möglichkeit, Mittelwertsdifferenzen u.ä. unabhängig von der Streuung des untersuchten Parameters auf klinische Bedeutsamkeit hin zu beurteilen. Effektgrößen ab einer Varianzaufklärung von 20 % ($\eta^2 \geq .20$) wurden in dieser Studie interpretiert.

Im Kapitel 3.2 werden die Signifikanzstufen der Ergebnisse folgendermaßen gekennzeichnet:

$p < .01$ = **

$p < .05$ = *

$p < .10$ = (*)

Die Überprüfung der Hypothesen erfolgte mittels einfaktorieller Kovarianzanalysen. Als abhängige Variablen bzw. univariate Kriteriumsvariablen wurden die Messwerte der verwendeten neuropsychologischen Testverfahren einbezogen. Die Zugehörigkeit zur Untersuchungs- oder Kontrollgruppe diente als fester Faktor (unabhängige Variable). Zur Kontrolle des Einflusses des Alters, Geschlechtes und Intelligenz wurden diese Variablen als Kovariaten in die Analyse einbezogen. Mit der Auswertungstechnik der univarianten Kovarianzanalyse wurden Unterschiede zwischen autistischen und geistig behinderten Probanden bzw. deren Eltern in den einzelnen Tests um die quantitativen Einflussfaktoren Alter, nichtsprachlicher IQ und Verbalfähigkeit bereinigt. Die Geschlechtszugehörigkeit wurde als qualitative Prädiktorvariable mit ins Modell aufgenommen, da in der Literatur bei Autismus größere Beeinträchtigungen weiblicher Patienten, aber auch männlicher Verwandten beschrieben wurden. Somit konnte neben dem Geschlechtseffekt auch ein eventueller Wechselwirkungseffekt von Geschlecht und Gruppenzugehörigkeit kontrolliert werden.

3 Ergebnisse

3.1 Deskriptivstatistik

3.1.1 Ergebnisse der einzelnen Stichproben

Leistungen der Eltern von Probanden mit Autismus

Im Folgenden werden die Untersuchungsergebnisse der Eltern autistischer Probanden in den einzelnen Untertests der neuropsychologischen Testbatterie vorgestellt.

Beim *Wisconsin-Card-Sorting-Test* wurden *Perseverationsfehler* und *andere Fehler* als Kriteriumsvariablen berücksichtigt. Wie im Kapitel ‚Methoden' dargestellt operationalisiert die Anzahl perseverativer Fehler die Fähigkeit der Aufmerksamkeitsverlagerung und flexiblem Handeln. Demgegenüber spiegelt die Anzahl anderer Fehler das Instruktionsverständnis und die Konzentrationsfähigkeit wider. Die Anzahl der *Perseverationsfehler* war innerhalb der Stichprobe von Müttern und Vätern autistischer Probanden vergleichbar, wobei die Väter jedoch geringfügig mehr Fehler machten (M = 15,55 bei Vätern im Gegensatz zu M = 15,12 bei Müttern).Mehr *andere Fehler* zeigten die Mütter autistischer Probanden (M = 5,91 im Gegensatz zu M = 3,72 bei Vätern).

Beim *Turm von Hanoi* wurde die für die Aufgabe benötigte Zeit als abhängige Variable gemessen. Die Mütter waren in dieser Aufgabe langsamer als die Väter (M = 110,35 sec bei Müttern und M = 99,66 sec bei Vätern).

Es wurde ebenfalls die zur Bearbeitung der Aufgabe benötigte Zeit beim *Trailmaking-Test Teil A* und *Teil B* gemessen. Im Teil A waren die Väter autistischer Probanden (mit M = 16,93) etwas langsamer als die Mütter (M = 15,79), im *Teil B*, der vor allem die kognitive Flexibilität misst, waren es die Mütter (M = 34,36) die mehr Zeit für die Bearbeitung der Aufgabe benötigten (M = 31 sec bei den Vätern).

Im *FEFA-Test* schnitten die Mütter (M = 42) besser ab als die Väter von Autisten (M = 40,03), indem sie eine höhere Anzahl erwarteter Antworten vorweisen konnten.

Beim *Mosaiktest* erzielten die Eltern autistischer Probanden vergleichbare Leistungen mit geringfügig höheren Wertpunkten bei den Müttern (M = 12,5 bei den Müttern im Gegensatz zu M = 12,14 bei den Vätern).

Im *Embedded-Figures-Test* benötigten die Mütter eine höhere durchschnittliche Bearbeitungszeit pro Item (M = 43,08) als die Väter (M = 39,15).

Tabelle 7: *Mittelwerte und Standardabweichungen der Mütter der Experimentalgruppe in den einzelnen Tests*

Mittelwerte und Standardabweichungen der Experimentalgruppe in den einzelnen Tests: Mütter (n=34)				
Test	**Minimum**	**Maximum**	**Mittelwert**	**mittlerer Fehler SD**
WCST (Perseverationsfehler)	6	39	15,12	7,99
WCST (Andere Fehler)	0	40	5,91	9,08
TvH (Benötigte Zeit)	27	400	110,35	73,52
TMT A (Benötigte Zeit in Sekunden)	7	32	15,79	6,76
TMT B (Benötigte Zeit in Sekunden)	16	190	34,36	30,61
FEFA (Erwartete Antworten)	30	47	42,00	4,23
Mosaiktest (Wertpunkte)	6	18	12,50	2,83
EFT (Summenwert)	9	132,50	43,08	25,98

Tabelle 8: *Mittelwerte und Standardabweichungen der Väter der Experimentalgruppe in den einzelnen Tests*

Mittelwerte und Standardabweichungen der Experimentalgruppe in den einzelnen Tests: Väter (n=29)				
Test	**Minimum**	**Maximum**	**Mittelwert**	**mittlerer Fehler SD**
WCST (Perseverationsfehler)	6	92	15,55	15,51
WCST (Andere Fehler)	0	15	3,72	3,26
TvH (Benötigte Zeit)	20	270	99,66	66,05
TMT A (Benötigte Zeit in Sekunden)	7	30	16,93	6,79
TMT B (Benötigte Zeit in Sekunden)	12	80	31,00	13,91
FEFA (Erwartete Antworten)	29	47	40,03	3,66
Mosaiktest (Wertpunkte)	6	19	12,14	3,54
EFT (Summenwert)	6,58	84,40	39,15	19,89

Leistungen der Eltern von Probanden mit geistiger Behinderung

Im Folgenden sollen die Ergebnisse der Kontrollgruppe vorgestellt werden: Im *Wisconsin-Card-Sorting Test* machten die Väter geistig behinderter Kinder mehr Perseverationsfehler als die Mütter (M = 21,64 bei den Vätern, M = 14,31 bei den Müttern). Die Anzahl anderer Fehler, also Fehler die durch mangelndes Instruktionsverständnis oder Konzentrationsschwächen bedingt sind, ist unter den Müttern höher (M = 8,13 im Gegensatz zu M = 4,14 bei den Vätern).

Beim *Turm von Hanoi* schnitten die Mütter schlechter ab, bedingt durch längere Bearbeitungszeiten (M = 121,06 sec bei den Müttern, im Gegensatz zu M = 89 sec bei den Vätern).

Im *Trailmaking-Test* erzielten Mütter (M = 16,94 sec in *Teil A* und M = 30,69 sec in *Teil B*) und Väter (M = 16,21 Sekunden in *Teil A* und M = 30,5 sec in *Teil B*) geistig behinderter Kinder vergleichbare Ergebnisse.

Im *FEFA-Test* erzielten beide Elternteile ebenfalls vergleichbare Ergebnisse (M = 40,64 bei den Vätern und M = 40,81 bei den Müttern).

Im *Mosaiktest* schnitten die Väter mit im Durchschnitt höheren Wertpunkten (M = 11,36) besser ab als die Mütter (M = 9,69).

Im *Embedded-Figures-Test* zeigten die Väter deutlich bessere Leistungen in Form kürzerer durchschnittlicher Bearbeitungszeiten pro Item (M = 51,76 sec pro Item im Gegensatz zu M = 88,25 sec pro Item bei den Müttern).

Tabelle 9: *Mittelwerte und Standardabweichungen der Mütter der Kontrollgruppe in den einzelnen Tests*

Mittelwerte und Standardabweichungen der Kontrollgruppe in den einzelnen Tests: Mütter (n=16)				
Test	**Minimum**	**Maximum**	**Mittelwert**	**mittlererFehler SD**
WCST (Perseverationsfehler)	5	33	14,31	7,23
WCST (Andere Fehler)	0	40	8,13	10,05
TvH (Benötigte Zeit)	26	300	121,06	71,43
TMT A (Benötigte Zeit in Sekunden)	7	30	16,94	8,30

Mittelwerte und Standardabweichungen der Kontrollgruppe in den einzelnen Tests: Mütter (n=16)				
Test	Minimum	Maximum	Mittelwert	mittlererFehler SD
TMT B (Benötigte Zeit in Sekunden)	13	47	30,69	10,93
FEFA (Erwartete Antworten)	29	47	40,81	4,22
Mosaiktest (Wertpunkte)	5	16	9,69	3,88
EFT (Summenwert)	13	180	88,25	61,07

Tabelle 10: *Mittelwerte und Standardabweichungen der Väter der Kontrollgruppe in den einzelnen Tests*

Mittelwerte und Standardabweichungen der Experimentalgruppe in den einzelnen Tests: Väter (n=14)				
Test	Minimum	Maximum	Mittelwert	mittlerer Fehler SD
WCST (Perseverationsfehler)	8	85	21,64	22,07
WCST (Andere Fehler)	0	17	4,14	4,90
TvH (Benötigte Zeit)	32	367	89	85,03
TMT A (Benötigte Zeit in Sekunden)	6	38	16,21	8,28
TMT B (Benötigte Zeit in Sekunden)	11	99	30,50	21,21
FEFA (Erwartete Antworten)	36	46	40,64	2,76
Mosaiktest (Wertpunkte)	5	18	11,36	4,09
EFT (Summenwert)	17,75	180	51,76	44,66

3.2 Interferenzstatistik

Nach einer deskriptiven Darstellung der Untersuchungsergebnisse werden nun die Ergebnisse interferenzstatistisch untersucht. Mögliche Einflüsse der Kovariaten Geschlecht und IQ auf die Ergebnisse sollen (als regressionsanalytischer Teil der Kovarianzanalyse) betrachtet werden, um dann die in Kapitel 1.6 vorgestellte Hypothese interferenzstatistisch zu überprüfen. Dies gelingt durch Überprüfung des Einflusses der Prädiktorvariable der Gruppenzugehörigkeit (Eltern von Autisten versus Eltern von geistig Behinderten).

3.2.1 Regressionsanalyse

Im Folgenden sollen mögliche Einflüsse der Kovariaten Alter und nonverbaler IQ auf die abhängigen Variablen, also die neuropsychologischen Leistungen, überprüft werden. Eine Beeinflussung der Kriteriumsvarianz wurde herausgefiltert.

Einfluss der Intelligenz

Die folgende Tabelle veranschaulicht den Einfluss der nonverbalen Intelligenz, gemessen mit dem *CPM/SPM*, auf die neuropsychologischen Leistungen in der Gruppe der Eltern von Autisten versus den Eltern von geistig Behinderten.

***Tabelle 11:** Einfluss der Intelligenz auf die Testleistungen*

Einfluss der Intelligenz			
Test	**F-Wert**	**Signifikanz**	**Effektgröße η^2**
WCST (Perseverationsfehler)	41.176	.000**	.321
WCST (Andere Fehler)	14.793	.000**	.145
TvH (Benötigte Zeit)	6.813	.011*	.073
TMT A (Benötigte Zeit in Sekunden)	21.861	.000**	.203
TMT B (Benötigte Zeit in Sekunden)	17.246	.000**	.167
FEFA (Erwartete Antworten)	1.109	.295	.013
Mosaiktest (Wertpunkte)	51.165	.000**	.370
EFT (Summenwert)	51.960	.000**	.374

Im *WCST* besitzt der IQ einen hoch signifikanten Einfluss auf die Anzahl der perseverativen Fehler ($F_{1/87} = 41.18$, $p < .000$** und $\eta^2 = .32$) und auf die Anzahl der anderen Fehler ($F_{1/87} = 14.79$, $p < .000$** und $\eta^2 = .15$). Auch im *Trailmaking-Test* beeinflusst die Intelligenz die Bearbeitungszeit und erreicht sowohl in *Teil A* ($F_{1/86} = 21.86$, $p < .000$** und $\eta^2 = .20$) als auch in *Teil B* ($F_{1/86} = 17.25$, $p < .000$** und $\eta^2 = .17$) hohe Signifikanz. Einen hochsignifikanten Einfluss hat der IQ auch auf die Ergebnisse im *Mosaiktest* ($F_{1/87} = 51,17$, $p < .000$** und $\eta^2 = .37$) und auch auf den Summenwert beim *Embedded-Figures-Test* ($F_{1/87} = 51.96$, $p < .000$** und $\eta^2 = .37$).

Und auch auf die Bearbeitungszeit aus dem *Turm von Hanoi* wirkt sich die Intelligenz signifikant aus ($F_{1/87} = 6.81$, $p = .011^*$ und $\eta^2 = .07$). Lediglich auf die Ergebnisse im *Theory-of-Mind-Test* hat die Intelligenz keinen signifikanten Einfluss ($F_{1/87} = 1.109$, $p = .295$ bei $\eta^2 = .01$).

In fast allen neuropsychologischen Tests ist der Einfluss der Intelligenz somit signifikant. Es bleibt allerdings zu berücksichtigen, dass die beiden Stichproben in Bezug auf die nonverbale Intelligenz nicht parallelisierbar sind (siehe *Kapitel 2.1*). Durch Herauspartialisieren des Effektes der Kovariate Intelligenz in der Kovarianzanalyse (siehe *Kapitel 3.2.2*) wird diesem störenden Einflussfaktor Rechnung getragen.

Einfluss des Alters

Die folgende Tabelle zeigt den Einfluss des Alters auf die neuropsychologischen Gruppenunterschiede.

Tabelle 12: *Einfluss des Alters auf die Testleistungen*

Einfluss des Alters			
Test	**F-Wert**	**Signifikanz**	**Effektgröße η²**
WCST (Perseverationsfehler)	.298	.586	.003
WCST (Andere Fehler)	.081	.776	.001
TvH (Benötigte Zeit)	.050	.823	.001
TMT A (Benötigte Zeit in Sekunden)	24.446	.000**	.221
TMT B (Benötigte Zeit in Sekunden)	1.726	.192	.020
FEFA (Erwartete Antworten)	.086	.770	.001
Mosaiktest (Wertpunkte)	2.697	.104	.030
EFT (Summenwert)	.002	.962	.000

Die Tabelle zeigt, dass lediglich die Leistungen in *Teil A* des *Trailmaking-Test* vom Alter der Probanden hoch signifikant beeinflusst wurden ($F_{1/86} = 24.45$, $p < .000^{**}$ und $\eta^2 = .22$). Bei sämtlichen anderen erhobenen neuropsychologischen Tests hatte das Alter der Probanden keinen signifikanten Einfluss auf den Erfolg.

3.2.2 Varianzanalyse

Im folgenden Abschnitt werden die univariaten Effekte der Prädiktorvariablen Gruppe und Geschlecht dargestellt. Die Ergebnisse sind um die Effekte der Kovariaten Alter und Intelligenz bereinigt.

3.2.2.1 Einfluss der Gruppenzugehörigkeit

In der folgenden Tabelle sind die univariaten Effekte der Gruppenzugehörigkeit (Eltern von Autisten vs. Eltern von geistig Behinderten) auf die neuropsychologischen Leistungen der Probanden wiedergegeben.

Tabelle 13: *Einfluss der Gruppenzugehörigkeit auf die Testleistungen*

Einfluss der Gruppenzugehörigkeit			
Test	**F-Wert**	**Signifikanz**	**Effektgröße η^2**
WCST (Perseverationsfehler)	.107	.744	.001
WCST (Andere Fehler)	.002	.965	.000
TvH (Benötigte Zeit)	.312	.578	.004
TMT A (Benötigte Zeit in Sekunden)	1.157	.285	.013
TMT B (Benötigte Zeit in Sekunden)	1.916	.170	.022
FEFA (Erwartete Antworten)	.015	.904	.000
Mosaiktest (Wertpunkte)	1.785	.185	.020
EFT (Summenwert)	8.466	.005**	.089

Die Leistungen im *Embedded-Figures-Test* zeigen zwischen den Gruppen signifikante Unterschiede mit signifikant besseren Leistungen der Eltern autistischer Kinder im Vergleich zu den Eltern geistig behinderter Kinder ($F_{1/87} = 7.0$, $p = .005$** und $\eta^2 = .09$). Die Ergebnisse in den neuropsychologischen Tests *WCST, Trailmaking-Test,* T*urm von Hanoi, FEFA-Test* und *Mosaiktest* zeigen zwischen den untersuchten Gruppen keine signifikanten Unterschiede.

Auf den nachfolgenden Seiten sind die Ergebnisse der einzelnen Tests graphisch aufbereitet. Die Abkürzung **AUT** kennzeichnet die Gruppe von Eltern autistischer Individuen, die Abkürzung **GB** wiederum die Eltern von geistig behinderten Kindern.

Wisconsin-Card-Sorting-Test (WCST)

In Diagramm 1 wird die Anzahl der Fehler im *WCST* zwischen den Untersuchungsgruppen verglichen. Es finden sich keine deutlichen Unterschiede zwischen den Leistungen der Eltern geistig behinderter und autistischer Kinder.

Diagramm 1: *Ergebnisse Wisconsin-Card-Sorting-Test*

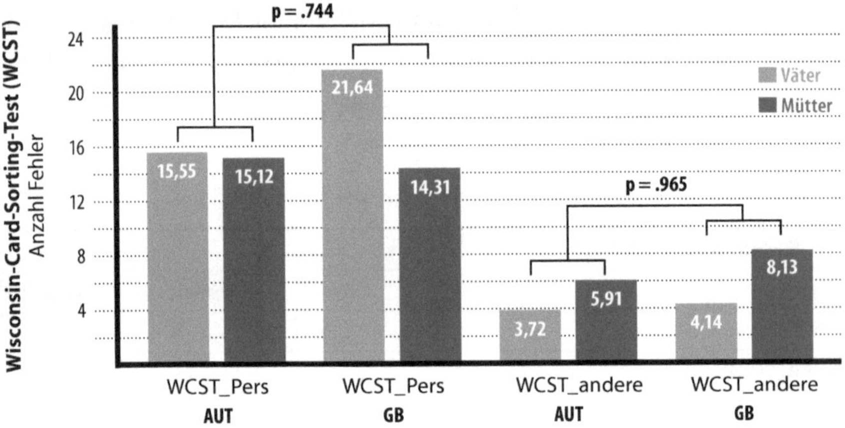

Turm von Hanoi (TvH)

Auch beim Turm von Hanoi finden sich keinen nennenswerten Unterschiede.

Diagramm 2: *Ergebnisse Turm von Hanoi*

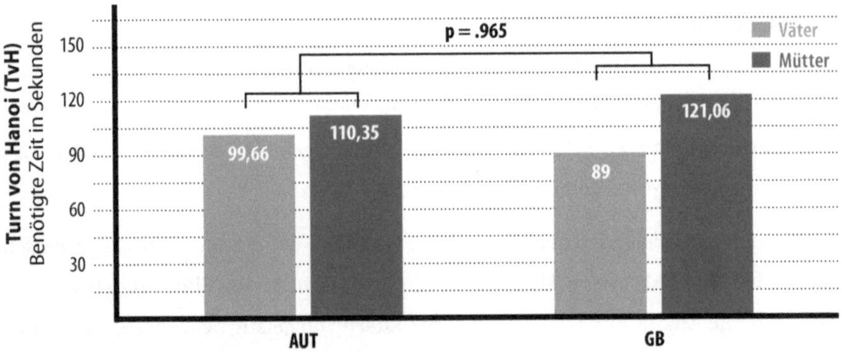

Trailmaking-Test Teil A und B (TMT A, TMT B)

Im *Trailmaking-Test* finden sich im *Teil A* noch im *Teil B* keine nennenswerten Unterschiede in den Leistungen der beiden Gruppen.

Diagramm 3: *Ergebnisse Trailmaking-Test*

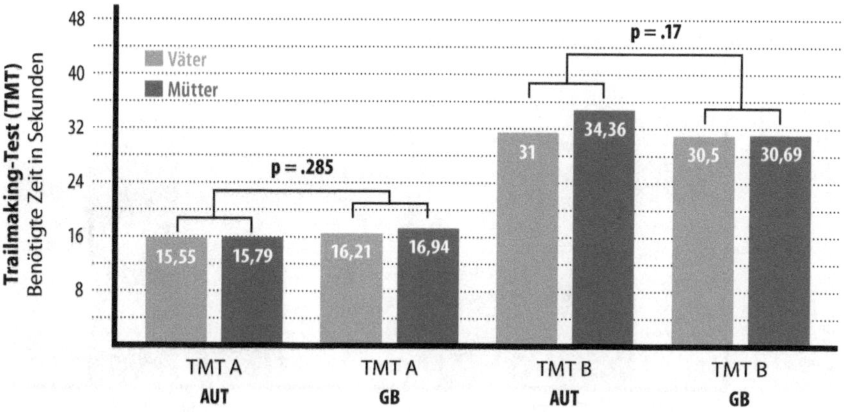

Mosaiktest

Es zeigten sich keine nennenswerten Unterschiede.

Diagramm 4: *Ergebnisse Mosaiktest*

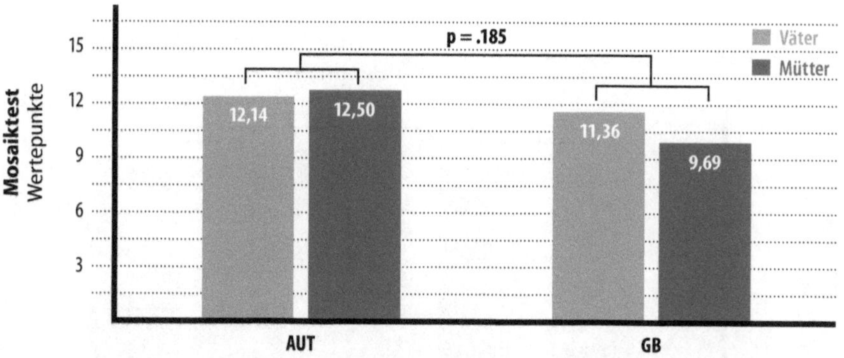

Embedded-Figures-Test (EFT)

Die mit Abstand besten Ergebnisse erzielten die Väter autistischer Individuen. Daran an knüpfen die Mütter autistischer Individuen. Insgesamt langsamer ist die Gruppe der Eltern geistig behinderter Probanden mit den schlechtesten Ergebnissen unter den Müttern geistig behinderter Probanden.

***Diagramm 5:** Ergebnisse Embedded-Figures-Test*

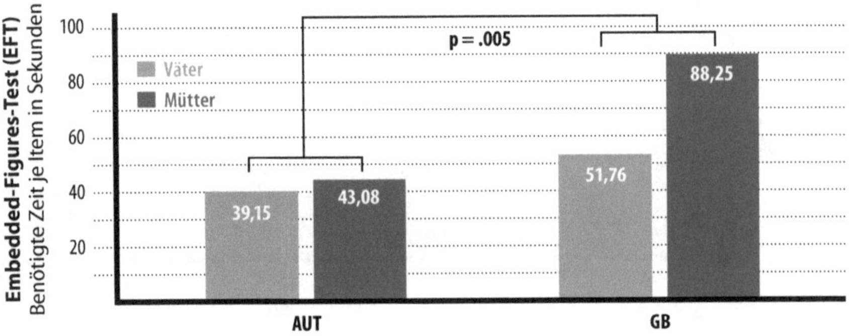

FEFA-Test

Die besten Ergebnisse erzielten die Mütter autistischer Probanden, die schlechtesten die Väter autistischer Probanden. Weder die Gruppen- noch die Geschlechtsunterschiede erreichten Signifanzniveau.

***Diagramm 6:** Ergebnisse FEFA-Test*

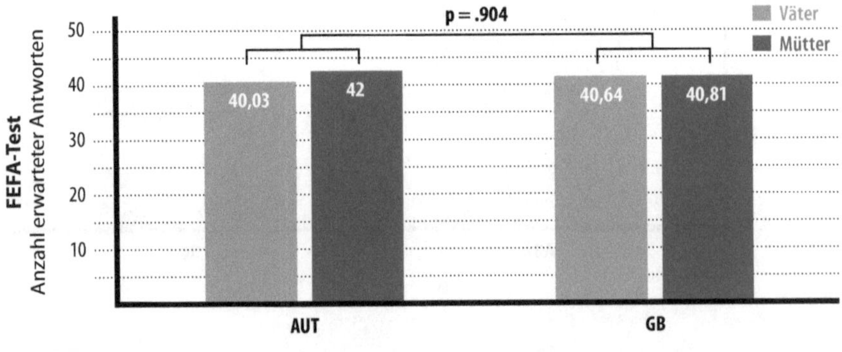

3.2.2.2 Einfluss der Geschlechtszugehörigkeit

Im Folgenden ist der Einfluss des Faktors *Geschlecht* auf die neuropsychologischen Leistungen der Probanden tabellarisch dargestellt.

Tabelle 14: *Einfluss der Geschlechtszugehörigkeit auf die Testleistungen*

Einfluss der Geschlechtszugehörigkeit			
Test	**F-Wert**	**Signifikanz**	**Effektgröße η^2**
WCST (Perseverationsfehler)	3.075	.083$^{(*)}$	.034
WCST (Andere Fehler)	3.009	.086$^{(*)}$	.033
TvH (Benötigte Zeit)	1.559	.215	.018
TMT A (Benötigte Zeit in Sekunden)	.287	.593	.003
TMT B (Benötigte Zeit in Sekunden)	.174	.678	.002
FEFA (Erwartete Antworten)	1.732	.192	.020
Mosaiktest (Wertpunkte)	1.049	.309	.012
EFT (Summenwert)	7.554	.007**	.080

Unter Berücksichtigung der Geschlechtszugehörigkeit zeigen sich hoch signifikante Unterschiede in den Leistungen im *Embedded-Figures-Test* ($F_{1/87} = 7.55$, $p = .007^{**}$, $\eta^2 = .08$). Ein Trendeffekt zeigt sich im *WCST* und zwar gleichermaßen in Bezug auf die perseverativen ($F_{1/87} = 3.08$, $p = .083^{(*)}$, $\eta^2 = .03$) als auch auf die anderen Fehler ($F_{1/87} = 3.01$, $p = .086^{(*)}$, $\eta^2 = .03$). In den übrigen neuropsychologischen Tests zeigt sich kein signifikanter Unterschied bei Berücksichtigung der Geschlechtszugehörigkeit.

3.2.2.3 Wechselwirkungseffekt von Gruppen- und Geschlechtszugehörigkeit

Im Folgenden ist der Einfluss des Wechselwirkungseffektes *Gruppe x Geschlecht* auf die neuropsychologischen Leistungen dargestellt.

Tabelle 15: Wechselwirkungseffekt von Gruppen- und Geschlechtszugehörigkeit

Wechselwirkungseffekt von Gruppen- und Geschlechtszugehörigkeit			
Test	**F-Wert**	**Signifikanz**	**Effektgröße η^2**
WCST (Perseverationsfehler)	1.781	.186	.020
WCST (Andere Fehler)	.419	.519	.005
TvH (Benötigte Zeit)	.496	.483	.006
TMT A (Benötigte Zeit in Sekunden)	.327	.569	.004
TMT B (Benötigte Zeit in Sekunden)	.115	.736	.001
FEFA (Erwartete Antworten)	1.133	.290	.013
Mosaiktest (Wertpunkte)	2.946	.090(*)	.033
EFT (Summenwert)	6.999	.010**	.074

Es besteht ein Trendeffekt für die Leistung der Probanden im *Mosaiktest* ($F_{1/87} = 2.95$, $p = .090^{(*)}$, $\eta^2 = .03$). Für die Leistungen im *Embedded-Figures-Test* besteht eine hoch signifikante Differenz ($F_{1/87} = 7.0$, $p = .01^{**}$ und $\eta^2 = .07$).

4 Diskussion

4.1 Neuropsychologische Unterschiede zwischen den Stichproben

Schwache zentrale Kohärenz

Ein wesentliches Ergebnis dieser Studie ist, dass Eltern autistischer Individuen im Vergleich zu Eltern von geistig behinderten Kindern signifikant bessere Ergebnisse im *Embedded-Figures-Test* (*EFT*) zeigten. Dieses Ergebnis repliziert damit die Erkenntnisse von Baron-Cohen, Happé und Mottron (BARON-COHEN UND HAMMER 1997; HAPPÉ ET AL. 2001; MOTTRON ET AL. 2006). Gestützt durch die Annahme von Happé, wonach der *EFT* ein gutes Messinstrument zur schwachen zentralen Kohärenz darstellt, zeigt diese Studie, dass Eltern von autistischen Kindern mit einer ausreichenden Spezifität und Sensitivität eine schwache (bzw. schwächere) zentrale Kohärenz aufweisen.

Als zweites Testverfahren zur Überprüfung der Fähigkeit zentraler Kohärenz wurde in dieser Arbeit der *Mosaiktest* des *Wechsler-Intelligenz-Tests* gewählt. In Bezug auf den *Mosaiktest* konnten keine signifikanten Gruppenunterschiede festgestellt werden. Im *Mosaiktest* besteht die Aufgabe darin mit Hilfe drei-dimensionaler Würfel ein (unsegmentiert) präsentiertes Bild zu rekonstruieren. Einfluss auf die korrekte Lösung der Aufgabe haben hier neben den visuell-perzeptuellen Fähigkeiten vor allem auch feinmotorische Fähigkeiten. In jedem Fall sind die motorischen Fähigkeiten im Mosaiktest bestimmender als im *Embeddded-Figures-Test*. Somit besteht die Möglichkeit, dass durch diesen konfundierenden Einfluss die Ergebnisse verfälscht sein könnten und der *Mosaiktest* als Instrument zur Erfassung der mangelnden Gestaltwahrnehmung nicht geeignet wäre.

Exekutive Dysfunktion

In dieser Arbeit konnten keinerlei Gruppenunterschiede in den Leistungen der Tests zur Messung *exekutiver Funktion* (EF) festgestellt werden. Damit sind die kognitiven Defizite in den Bereichen Planung, die kognitive Flexibilität und das

Arbeitsgedächtnis nicht als ausreichend spezifisch in der Beschreibung möglicher subklinischer Fälle im Sinne des erweiterten Phänotyps anzusehen.

Die in dieser Studie verwendeten Tests der EF waren komplexe und heterogene Instrumente, die zahlreiche Subfunktionen der EF erfassten. Die Komplexität der Testverfahren birgt die Gefahr, bestehende Unterschiede der Probandengruppen nicht zu entdecken. Betrachtet man die Messinstrumente konnten bisherige Studien im *WCST* keine selektiven Defizite unter Verwandten autistischer Individuen im Vergleich zu gesunden Kontrollen nachweisen (Szatmari et al. 1993). Lediglich Hughes (hughes et al. 1999) fand Beeinträchtigungen unter Geschwistern von Autisten in einer speziell konstruierten Set-shifting-Aufgabe. Mit derartigen, weniger komplexen Aufgaben sollten zukünftig Auffälligkeiten von Verwandten autistischer Individuen auf ihre Spezifität überprüft werden. Zu Leistungen von Verwandten im *TMT* liegen bislang keine Studien vor. Die vorliegende Untersuchung deutet darauf hin, dass dieses Instrument zur Unterscheidung zwischen Eltern autistischer und geistig behinderter Probanden zu wenig geeignet ist.

Emotionserkennung

Es konnten keine signifikanten Unterschiede in der Fähigkeit zur Erkennung von emotionalen Zuständen in Gesichtern erkannt werden. Somit konnten keine Hinweise dafür gefunden werden, dass Defizite in der Emotionserkennung einen Teil des erweiterten Phänotyps bilden, wie in der Hypothese eingangs formuliert. Damit repliziert diese Arbeit Erkenntnisse der Studien von Szatmari und weiteren Autoren (Smalley und Asarnow 1990; Szatmari et al. 1993). Lediglich Baron-Cohen und Hammer (Baron-Cohen und Hammer 1997) fanden Schwächen bei Eltern von Autisten im Erkennen von Augenabbildungen. Unklar ist allerdings, ob das Defizit in diesem subtileren Test auch noch im Vergleich zu Eltern anderer Patientengruppe besteht. Neben der fraglichen Spezifität bleibt anzumerken, dass bei einem so subtilen Messinstrument wie das Erkennen von Augenpaaren die Gefahr von vielen falsch-positiven Befunden besteht. Im Vergleich dazu untersucht der Test unserer Studie das Erkennen basaler Emotionen. Daher ist ein Dacheffekt mit einer mangelnden Differenzierungsfähigkeit unter gut begabten Probanden denkbar. Eine Untersuchung zum Erkennen weniger basaler, sondern subtilerer Emotionen sollte in weiteren Arbeiten berücksichtigt werden.

4.2. Geschlechtsunterschiede

Schwache zentrale Kohärenz

Für beide Gruppen (Eltern von Autisten und geistig Behinderten) wurden Geschlechtsunterschiede in den Leistungen im *EFT* deutlich durch hoch signifikant bessere Leistungen der Väter. Ein signifikanter Geschlechtsunterschied war dabei sowohl innerhalb der jeweiligen Gruppe gegeben (Interaktion Gruppe vs. Geschlecht) wie auch als genereller Geschlechtsunterschied zu sehen. Analog dazu zeigten bisher viele Studien, dass gesunde Männer schneller im *EFT* sind als Frauen (z.B. (WITKIN ET AL. 1971). Autismus wurde in der Vergangenheit wiederholt als die *»Extremform des männlichen kognitiven Stils«* bzw. als eine Extremform des *»männlichen Gehirns«* angesehen (BARON-COHEN 2002). In diesem Zusammenhang gilt das männliche Gehirn weniger als geschlechtsspezifische Form, sondern als ein bestimmter kognitiver Stil. Dieser werde zwar häufiger unter Männern gefunden, sei aber nicht auf diese beschränkt. Dieser kognitive Stil zeichne sich laut Baron-Cohen durch eine deutliche Diskrepanz zwischen schwachen sozialen Fertigkeiten und starken kognitiv-räumlichen Fähigkeiten. In Übereinstimmung mit dieser Theorie steht die Beobachtung, dass Männer 4-mal häufiger als Frauen dieses Profil aufweisen.

Exekutive Funktionen

Beim Vergleich von männlichen und weiblichen Probanden im *WCST* fand sich bei den erhobenen Variablen in keiner der beiden Gruppen ein signifikanter Geschlechtsunterschied. Männliche und weibliche Probanden unterschieden sich im *WCST* jedoch generell in Form eines Trendeffektes mit besseren Leistungen unter den männlichen Probanden. Weitere Geschlechtsunterschiede fanden sich bei der Testbatterie zu exekutiven Funktionen nicht. Da Männer und Jungen weitaus häufiger von Autismus betroffen sind wäre auch eine entsprechende Verteilung für den subklinischen Phänotyp zu erwarten.

Emotionserkennung/ ToM-Fertigkeiten

In dieser Studie konnte nicht repliziert werden, dass Frauen bessere Leistungen in Aufgaben der Emotionserkennung erbringen, wie in vielen Forschungsarbeiten angeführt wurde (Thayer und Johnsen 2000). Unsere Arbeit zeigte allerdings, dass die Fähigkeiten der Emotionserkennung nicht von den Intelligenzleistungen der Probanden abhängig waren. Die Ergebnisse bestätigen somit die Erkenntnisse der Forschungsgruppe von Klin (Klin et al. 1999).

4.3 Marker des erweiterten Phänotyps des Autismus

Die schwache zentrale Kohärenz im Zentrum der Theorien zur Neuropsychologie des Autismus

Die psychologische Autismus-Forschung befasst sich überwiegend mit Entwicklungs- und kognitiven Defiziten. Angeregt durch ›*Inselbegabungen*‹ und das ›*Savant-Syndrom*‹ entstand der Gedanke an einer kognitiven Überlegenheit von autistischen Individuen in einigen Bereichen. *Die Theorie der schwachen zentralen Kohärenz* entstammt diesen Beobachtungen an Betroffenen und entspricht der Fähigkeit, unbeeindruckt von einem Ganzen, Details wahrnehmen zu können. Umgekehrt scheinen Gesunde in ihren perzeptuellen Fähigkeiten durch den Drang zur kontextgebundenen Wahrnehmung geradezu gehemmt zu werden. Die schwache zentrale Kohärenz erscheint als plausibles Erklärungsmodell für soziale Defizite von Autisten, nachdem auch eine mangelnde Kontextwahrnehmung in sozialen Situationen zu Unbeholfenheit und Irritationen führen kann.

In dieser Arbeit wurde anhand einer komplexen neuropsychologischen Testbatterie aufgezeigt, dass die *schwache zentrale Kohärenz* ein kognitives Merkmal darstellt, das nicht nur innerhalb des Autismus selbst zu finden ist, sondern auch ein Merkmal des erweiterten kognitiven Phänotyps von Autismus darstellt. Die Spezifität für Autismus ist durch die Abgrenzung von einer klinischen Kontrollgruppe aufgezeigt worden.

In Kapitel 1.4.4 wurde auf mögliche Wechselwirkungen der drei neuropsychologischen Kerntheorien eingegangen und ein gegenseitiger Einfluss bzw. Überlappungen zwischen der *Theorie der schwachen zentralen Kohärenz*, der *Theory of Mind* und der *exekutiven Funktionen* wurde aufgezeig. In unsere Studie konnten Defizite in den Bereichen *exekutiver Funktionen* und *ToM* nicht als spezifische Merkmale des erweiterten Phänotyps aufgezeigt werden. Wenn die Defizite in diesen Bereichen zwar im autistischen Phänotyp aufgezeigt werden können, jedoch nicht mehr im erweiterten, subklinischen Phänotyp des Autismus, könnte dies ein Hinweis darauf sein, dass *exekutive Dysfunktion* und Defizite der *ToM* nicht Kernmerkmale des Autismus-Kontinuums darstellen (die auch in subklinischen Varianten zu finden sind), sondern Ergebnis möglicher komorbider, d.h. begleitender Störungen bei den betroffenen autistischen Individuen. Die *schwache zentrale Kohärenz* rückt damit ins Zentrum der bisher beschriebenen kognitiven Defizite des Autismus und könnte als zentrale zugrundeliegende kognitive Störung die klinische Triade des Autismus bedingen (Störung der Kommunikation, sozialer Interaktion und repetitiver Verhaltensweisen). Wahrscheinlicher erscheint, dass die verwendeten Messinstrumente zu komplex bzw. zu wenig reliabel sind, um subtile Defizite in den Bereichen aufzuzeigen. Auf die Möglichkeit eines Dacheffektes im *FEFA*-Test bzw. auf die große Heterogenität der Testmaterialien zur exekutiven Funktion ist bereits eingegangen worden. Es erscheint voreilig, *exekutive Dysfunktion* und Defizite in der Emotionserkennung aus dem erweiterten Phänotyp auszuschließen und die *schwache zentrale Kohärenz* als einziges zugrundeliegendes Defizit aufzuführen.

Die *schwache zentrale Kohärenz* vermag nicht nur die klinischen Defizite des Autismus sondern auch die Begabungen autistischer Individuen zu erklären. Dies scheint auch für die subklinischen, nicht-autistischen Verwandten von Betroffenen zu gelten. In früheren Arbeiten wurde gezeigt, dass Fähigkeiten im *EFT* stark mit Präferenzen und Fähigkeiten in detaillfokussierten Bereichen korrelierten (Zeichnen, technisches Interesse) (Briskman et al. 2001). Es konnte jedoch keine Korrelation dieser Fertigkeiten mit sozialen Defiziten (erhoben durch Selbstbeurteilungsbögen) der subklinischen Varianten aufgezeigt werden. Auch Baron-Cohen fand einen Zusammenhang zwischen Fertigkeiten im *EFT* und der Berufswahl der Eltern autistischer Individuen. Väter, die besonders stark im *EFT* waren in der Berufsgruppe der Ingenieure und anderer technischer Berufe überrepräsentiert (Baron-Cohen und Hammer 1997). Unter Berücksichtigung dieser bisherigen Studien scheinen die Eltern als subklinische Varianten des autistischen Phänotyps in der Lage zu sein, Defizite in der zentralen Kohärenz positiv zu nutzen und können möglicherweise dadurch bedingte Einschränkungen der sozialen Interaktion durch andere Fertigkeiten kompensieren. Auch hier scheint es unwahrscheinlich, dass ein kognitives Defizit allein für die Entstehung von Autismus verantwortlich ist. Erst durch das Hinzukommen anderer kognitiver Defizite, wie *ToM-Defiziten* und *exekutiver Dysfunktion*, könnte aus einer *schwachen zentralen Kohärenz* der autistische Phänotyp entstehen.

Die schwache zentrale Kohärenz im Zentrum entwicklungspsychologischer Überlegungen

Die schwache zentrale Kohärenz wird aus entwicklungspsychologischer Sicht nicht nur als Teil eines konstanten und individuellen kognitiven Profils angesehen, sondern findet sich vorübergehend bei allen gesunden Kleinkindern. Ein Beispiel stellt die normale Fähigkeit des Menschen dar, in frühen Lebensjahren schneller und müheloser als später eine Sprache zu lernen. In diesem Bereich entstand das Erklärungsmodell, dass junge Kinder nur eine begrenzte Zahl von Komponenten in Form und Bedeutung aufnehmen und lagern können, wohingegen ältere Menschen längere Segmente und ganze Wörter »abzuspeichern« versuchen (Newport 1990). Die Fähigkeit der Kleinkinder zu segmentierter Verarbeitung scheint also im Erlernen von Sprache vorteilhaft und kann als Resultat einer *vorübergehenden, schwachen zentralen Kohärenz* angesehen werden.

Man könnte hypothetisch davon ausgehen, dass bei Menschen mit Autismus die *schwache zentrale Kohärenz* in der weiteren Entwicklung als Merkmal stabil verbleibt. Die entwicklungspsychologische Thoerie zeigt aber nochmal deutlich, dass es unwahrscheinlich ist, dass die schwache zentrale Kohärenz als alleiniges kognitives Merkmal die Entstehung von Autismus erklären könnte. Es ist bekannt (und wird in der Früherkennung genutzt), dass bei Autismus bereits in sehr frühem Kleinkindesalter qualitative kommunikative und interaktionelle Defizite bestehen. Es müssen also noch weitere für den Phänotypen *Autismus* relevante kognitive Merkmale bestehen.

Trotz der aus der Entwicklungspsychologie gegebenen Einschränkung, die *schwache zentrale Kohärenz* als pathognomisch für Autismus ansehen zu können, verliert dieses Konstrukt nicht an Relevanz für die Erklärung des *kognitiven* und des *erweiterten kognitiven Phänotypen für Autismus*. Das Wissen um eine vorübergehende schwache zentrale Kohärenz in der frühen Entwicklung von gesunden Kleinkindern muss allerdings in der klinischen und neuropsychologischen Beurteilung von Kleinkindern mit Autismus-Verdacht einbezogen werden.

Die schwache zentrale Kohärenz als Endophänotyp des Autismus

Mit der schwachen zentralen Kohärenz kann ein theoretisch begründbares und stabiles kognitives Merkmal für Autismus definiert werden. Es konnte gezeigt werden, dass dieser kognitive Stil auch als stabiles Merkmal des *erweiterten* Phänotypen identifiziert werden kann. Man spricht bei solchen ›Basismerkmalen‹ von *Endophänotypen*. Im Gegensatz zu den nach klinisch-psychpathologischen Kriterien zu erfassenden Phänotypen sind *Endophänotypen* per definitionem in einer weniger komplexen und direkteren Form von unmittelbaren genetischen Einflüssen determiniert. (Zobel und Maier 2004). Kandidaten-Endophänotypen, können derzeit nur indirekt (wie in dieser Studie mit neuropsychologischen Verfahren) identifiziert werden und werden in der bisherigen Forschung jedoch aufgrund ihrer Kosteneffektivität und ihrer einfachen Implementierung den Endophänotypisierungen mit elektrophysiologischen und bildgebenden Methoden vorgezogen.

Die Endophänotypstrategie war bisher in anderen Bereichen der Medizin bei komplexen Erkrankungen, aber auch bei Alkoholismus und spät beginnender Alzheimer-Erkrankung, erfolgreich. Auch in der Kinder- und Jugendpsychiatrie stellt die Endophänotypisierung einen wichtigen Forschungsschwerpunkt, zum Beispiel in der ADHS-Forschung, dar (Weisshaupt und Jokeit 2006).

Die schwache zentrale Kohärenz im Zentrum bisheriger neurobiologischer Befunde

Obgleich *die Theorie der schwachen zentralen Kohärenz* kein entsprechendes und explizites neurobiologisches Korrelat aufweist gab es einige Hypothesen zu diesem Thema. So wurde hinter den perzeptuellen Defiziten funktionelle Störungen in der visuellen Informationsverarbeitung im Bereich des magnozellulären Pfades vermutet (Greenaway und Plaisted 2005). Diese Störung würde frühe visuelle Abweichungen hervorrufen. Die Hypothese wurde kritisiert, da Betroffene völlig unauffällige Ergebnisse in anderen visuell-perzeptuellen Aufgaben erreichten (Bertone und Faubert 2006).

Mit Bezug auf basalere Theorien neuronaler Informationsverarbeitung im Autismus kann man ältere Befunde aus der neurobiologischen Forschung hinzuziehen. Ein interessanter Ergebnis bleibt, dass Individuen mit Autismus ein höheres Gehirngewicht mit größeren Zellpaketen aufweisen als Kontrollen (Piven, Arndt et al. 1995; Aylward, Minshew et al. 2002), was eine diffuse Veränderung der Hirnorganisation suggeriert. Jüngere Arbeiten vermuten eine frühe und transiente Phase mit einem beschleunigten Hirnwachstum (Courchesne et al. 2003). Diese Dysregulation im Hirnwachstum bedingt nun eine dysfunktionelle Netzwerkverbindung (Just et al. 2004). Eine Informationsverarbeitung mit einem ›*neuronalen*‹ *Überschuss*‹ könnte also eine mangelnde Fähigkeit zu einer globalen Verarbeitung bedingen. Cohen hatte bereits in der Vergangenheit ein Modell für Autismus vorgeschlagen, nach dem das Fehlen einer Generalisierung auf einen Anstieg von kleineren Einheiten beruht (Cohen 1994).

Die Theorie einer defizitären Konnektivität wird auch durch die jüngsten molekulargenetishen Untersuchungen gestützt. Dabei wurde ein weiteres Kandidatengen für Autismus identifiziert, das Neurexin-Gen (Autism Genome Project 2007). Neurexin ist ein Plasmamembranprotein, das in der Synaptogenese von (glutamatergen) Neuronen von essentieller Bedeutung ist. Eine Deletion auf diesem Gen könnte funktionelle Störungen der Reifung von Synapsen und damit der neuronalen Konnektivität zur Folge haben.

Es erscheint daher besonders schlüssig, dass das autistische Kernmerkmal einer perzeptuellen Desintegration im Sinne einer schwachen zentralen Kohärenz das neurobiologische Korrelat einer neuronalen Desintegration aufweist und eventuell auch aufrechterhält.

4.4 Ausblick

Die vorliegende Arbeit hat mit einer umfangreichen Testbatterie versucht, neurokognitive Kennzeichen des erweiterten autistischen Phänotyps aufzuspüren mit dem Ziel aus dem heterogenen und vielschichtigen klinischen Erscheinungsbild des Autismus kognitive *Endophänotypen* zu identifizieren. Der Anspruch an solche ›*Basismerkmale*‹ *des Autismus* besteht neben der Spezifität und Sensitivität für das

Störungsbild darin, dass sie klinische wie auch biologische Merkmale ausreichend erklären und dass mit einfachen Mitteln feststellbar sind.

Für die Überprüfung der Spezifität ist eine Auswahl geeigneter Kontrollgruppen unbedingt erforderlich. In dieser Arbeit wurde die Kontrollgruppe ‚Intelligenzminderung ohne Autismus' untersucht. Intelligenzminderung ist nicht nur eine häufige komorbide Störung sondern auch die häufigste Differenzialdiagnose von Autismus. Bleibt zu bedenken, dass die Gruppe der Probanden mit geistiger Behinderung deutlich heterogener ist als die der Experimentalgruppe. Die Kinder der untersuchten Eltern in dieser Studie wiesen neben nicht-syndromaler auch syndromal bedingte Intelligenzminderung auf. Die Kontrollgruppe wies also neben nicht-erblich bedingten Genommutationen, die erst nach der Zellteilung entstanden waren (wie zum Beispiel das *Down-Syndrom*) auch Störungen auf, deren genetische Grundlage unklar blieb. Dies war bei den meisten Probanden der Fall. Nichtsdestotrotz bleibt die Intelligenzminderung (jeglicher Genese) als wichtigste Differenzialdiagnose von Autismus bestehen und ist daher als Kontrollgruppe sinnvoll.

Auch in Zukunft tut die Autismus-Forschung gut daran, klinische Stichproben neben einer normativen zu berücksichtigen. Neben den wichtigsten komorbiden Symptommustern wie *geistige Behinderung*, *Epilepsie* und *Zwangsstörungen* sind auch Differenzialdiagnosen wie *schizophrene Psychosen*, *Bindungsstörungen* und *Angststörungen* als mögliche Kontrollgruppen zu erwägen.

In der vorliegenden Studie wurden die Eltern autistischer Kinder untersucht. Mit Hinblick auf die genetische Grundlage der Störung wurde durch eine Erweiterung des Phänotyps versucht, *Endophänotypen* für Autismus zu identifizieren. Dieses Vorgehen in Verbindung mit molekulargenetischen Untersuchungen erscheint besonders erfolgversprechend, um Störvariablen wie konfundierende und komorbide Symptome herauszufiltern. Gene, die *Endophänotypen* beeinflussen, könnten sich später als *Suszeptibilitätsgene* für die Erkrankung *Autismus* bestätigen lassen. Aufgrund der Annahme einer Kopplung von Phänotyp mit dem zugrundeliegenden Genotyp können mit Hilfe des *QTL-Mappings* (*Quantitative Trait Locus Mapping*) diese Suszeptibiltätsgene gefunden werden. Eine Aufschlüsselung der ätiologischen Heterogenität könnte so erreicht werden.

Zu einer biologischen Untersuchung psychiatrischer Phänomene sind auch die bildgebenden Verfahren zu rechnen. Auch sie können von dem Konzept der schwachen zentralen Kohärenz als kognitiver Endophänotyp profitieren und neurobiologische Korrelate zielgerichteter untersucht werden. Neben dem zitierten Korrelat einer neuronalen Desintegration kann zum Beispiel der *EFT* gezielt zu *fMRT*-Untersuchungen eingesetzt werden, um Hinweise für mögliche auffällige Informationsverarbeitung zu geben. In der bisher einzigen *fMRT*-Studie, zu der der *EFT* als Verfahren zur Darstellung der schwachen zentralen Kohärenz gewählt wurde, konnte gezeigt werden, dass Autisten im Gegensatz zu gesunden Kontrollen eher Regionen visueller Verarbeitung abrufen, wohingegen normale Kontrollen eher Bereiche des präfrontalen Kortex als Sitz des Arbeitsgedächtnisses aktivieren (Ring et al. 1999). Das Fehlen einer perzeptuellen Kontrollaufgabe kann jedoch keinen Anspruch auf eine ausreichende Spezifität der Ergebnisse für das ›*disembedding*‹ geltend machen. Hier sind also *fMRT*-Studien mit guten Kontrollaufgaben wichtig und dringend erforderlich.

Die meisten Untersuchungen zur *schwachen zentralen Kohärenz* wählten die visuelle Perzeption als Marker. Wichtig ist die Untersuchung dieses Phänomens auch innerhalb anderer perzeptueller Fertigkeiten, wie zum Beispiel der auditiven oder haptischen Wahrnehmung. Die Relevanz der *Theorie der schwachen zentralen Kohärenz* verlangt eine gewisse Verallgemeinerung des Phänomens auf eine autismusspezifische Wahrnehmung. Zu bedenken bleibt auch das Extrahieren konfundierender Variablen und Fertigkeiten wie der Aufmerksamkeit beim Testen solcher Theorien. Tager-Flusberg führte an, dass die *schwache zentrale Kohärenz* nicht als unabhängige Variable zu sehen sei, sondern durch Defizite in der Aufmerksamkeit beeinflusst werde (Tager-Flusberg et al. 2001). Für zukünftige Arbeiten ist die Anwendung von Testverfahren, die soweit als möglich solche Variablen kontrollieren und die Auswahl geeigneter Kontrollaufgaben sinnvoll.

In Zusammenhang mit der klinischen Relevanz unserer Untersuchungsbefunde scheint die Aussicht erfolgversprechend, Tests zur *schwachen zentralen Kohärenz* aus dem Forschungsbereich hinaus in den diagnostischen Bereich zu integrieren. Zeitökonomische Vorteile sowie eine hohe Objektivierbarkeit neuropsychologischer

Verfahren im Gegensatz zu ausführlichen klinischen Verhaltensbeobachtungen sind dabei entscheidende Faktoren. Neben der *schwachen zentralen Kohärenz* gilt es in zukünftigen Studien weitere neuropsychologische Kandidatenendophänotypen zu identifizieren. Auf die mögliche Relevanz der *exekutiven Dysfunktion* und der *Theory-of-Mind-Defizite* ist bereits eingegangen worden. Im Profil mit weiteren Parametern bieten *neuropsychologische Endophänotypen* die Möglichkeit einer präziseren und differenzierteren diagnostischen Klassifikation. In Zukunft könnten Endophänotypen die Grundlage für ein neues biologisch determiniertes Klassifikationssystem darstellen.

In der Autismus-Diagnostik spielt die Früherkennung eine zentrale Rolle, allerdings erscheinen zum aktuellen Zeitpunkt neuropsychologische Verfahren bei Kleinkindern als wenig praktikabel. Es bleibt außerdem zu berücksichtigen, dass die *schwache zentrale Kohärenz* im Kleinkindesalter nicht als ausreichend spezifisch für Autismus anzusehen ist, sondern auch bei gesunden Kleinkindern vorkommt (siehe dazu *Kapitel 4.3*). Hier gilt es in zukünftigen Arbeiten Differenzierungsmöglichkeiten zwischen der *schwachen zentralen Kohärenz* bei gesunden Kleinkindern und solchen mit Autismus-Verdacht zu identifizieren.

Nicht nur in der Diagnostik, sondern auch im therapeutischen Bereich könnten Überlegungen zum Einbezug der Erkenntnisse zur *schwachen zentrale Kohärenz* angestrengt werden. Die Annahme, dass die *schwache zentrale Kohärenz* einen adäquaten Austausch mit der Umwelt stört und damit die Interaktions- und Kommunikationsfähigkeiten beeinträchtigt, identifiziert dieses kognitive Defizit als Vorläufer autistischer Symptome. Somit könnte mit Feststellung eines detaillorientierten Wahrnehmungsstils der therapeutische Fokus auf eine Einübung von Integrationsfähigkeiten gerichtet werden. Eine bessere Einordnung von Umweltreizen in den Gesamtzusammenhang könnte dann den die Störung aufrechterhaltenden Faktoren vorbeugen.

Neuropsychologie, Neurobiologie und Genetik greifen in jeder Hinsicht ineinander. Wenn jede Perspektive (die neuropsychologische, neurobiologische oder genetische) für sich alleine genommen untersucht wird, besteht die Gefahr, dass durch eine Datenflut die Spezifität und Abgrenzbarkeit von Autismus gegenüber anderen Entwicklungsstörungen verschwimmt. Es ist daher wünschenswert, dass sich Forschungsversuche auf einem Austausch und einer Verknüpfung dieser drei Lager konzentrieren, um die ›gemeinsame Endstrecke‹ Autismus besser verstehen zu können. Dieses Vorgehen könnte Beides, sowohl die Komplexität als auch das Einzigartige von Autismus einfangen.

5 Literaturverzeichnis

Altepeter, T.S. (1989). »*The PPVT-R as a measure of psycholinguistic functioning: a caution.*« J Clin Psychol 45(6): 935-41.

APA (1980). *Diagnostic und statistical manual of mental disorders. 3rd ed.* Washington, D.C., American Psychiatric Association.

APA (1987). *Diagnostic und statistical manual of mental disorders.3rd ed.rev.* Washington D.C., American Psychiatric Association.

APA (2000). *Diagnostic und statistical manual of mental disorders. 4th ed., Text revision.* Washington D.C., American Psychiatric Association.

Asperger, H. (1944). »*Die autistischen Psychopathen im Kindesalter.*« Archiv für Psychiatrie und Nervenkrankheiten 117: 76-136.

August, G.J., Stewart, M.A., Tsai, L. (1981). »*The incidence of cognitive disabilities in the siblings of autistic children.*« Br J Psychiatry 138: 416-22.

Autism Genome Project (2007). »*Mapping autism risk loci using genetic linkage and chromosomal rearrangements.*« Nat Genet 39:319-328.

Aylward, E.H., Minshew, N.J., Field, K., Sparks, B.F., Singh, N. (2002). »*Effects of age on brain volume und head circumference in autism.*« Neurology 59(2): 175-83.

Aylward, E.H., Minshew, N.J., Goldstein, G., Honeycutt, N.A., Augustine, A.M., Yates, K.O., Barta, P.E., Pearlson, G.D. (1999). »*MRI volumes of amygdala und hippocampus in non-mentally retarded autistic adolescents und adults.*« Neurology 53(9): 2145-50.

Bailey, A., Bolton, P., Butler L, Le Couteur A, Murphy M, Scott S, Webb T, Rutter M(1993). »*Prevalence of the fragile X anomaly amongst autistic twins und singletons.*« J Child Psychol Psychiatry 34(5): 673-88.

Bailey, A., Le Couteur, A., Gottesman, I., Bolton, P., Simonoff, E., Yuzda, E., Rutter, Met al. (1995). »*Autism as a strongly genetic disorder: evidence from a British twin study.*« Psychol Med 25(1): 63-77.

Bailey, A., Luthert, P., Dean, A., Harding, B., Janota, I., Montgomery, M., Rutter, M., Lantos, P. (1998). »*A clinicopathological study of autism.*« Brain 121 (Pt 5): 889-905.

Ballaban-Gil, K., Rapin, I., Tuchman, R., Shinnar, S. (1996). »*Longitudinal examination of the behavioral, language, und social changes in a population of adolescents und young adults with autistic disorder.*« Pediatr Neurol 15(3): 217-23.

Barkley RA, S. (1997). »*Attention-deficit/hyperactivity disorder, self-regulation, and time: toward a more comprehensive theory.*« J Dev Behav Pediatr 18:271-279.

Baron-Cohen, S. (2002). »*The extreme male brain theory of autism.*« Trends Cogn Sci 6(6): 248-254.

Baron-Cohen, S., Hammer, J. (1997). »*Parents of Children with Asperger-Syndrome: What is the cognitive phenotype?*«
J of Cognitive Neuroscience 9(4): 548-554.

Baron-Cohen, S., Jolliffe, T., Mortimore, C., Robertson, M. (1997). »*Another advanced test of theory of mind: evidence from very high functioning adults with autism or asperger syndrome.*« J Child Psychol Psychiatry 38(7): 813-22.

Baron-Cohen, S., Leslie, A.M., Mortimore, C. Robertson, M.(1985). »*Does the autistic child have a »theory of mind«?*« Cognition 21(1): 37-46.

Baron-Cohen, S., Mortimore, C., Moriarty, J., Izaguirre, J., Robertson, M.(1999). »*The prevalence of Gilles de la Tourette's syndrome in children und adolescents with autism.*« J Child Psychol Psychiatry 40(2): 213-8.

Baron-Cohen, S., Ring, H. A., Bullmore, E. T., Wheelwright, S., Ashwin, C., Williams, S. C.(2000). »*The amygdala theory of autism.*« Neurosci Biobehav Rev 24(3): 355-64.

Baron-Cohen, S., Tager-Flusberg, H., Cohen, D.J. (2000). »*Understanding other minds.*« Oxford, University Press.

Bennetto, L., Pennington, B. F. , Rogers, S. J. (1996). »*Intact und impaired memory functions in autism.*« Child Dev 67(4): 1816-35.

Berg, E.A. (1948). »*A simple objective test for measuring flexibility in thinking.*« Journal of General Psychology 39: 15-22.

Bertone, A., Faubert, J. (2006). »*Demonstrations of decreased sensitivity to complex motion information not enough to propose an autism-specific neural etiology.*« J Autism Dev Disord 36(1): 55-64.

Bishop, D. (2003). »*Autism und specific language impairment: categorial distinction or continuum?*« Autism: neural basis und treatment possibilities. Chichester, Novartis Foundation Symposium.

Bleuler, E. (1911). »*Dementia praecox oder die Gruppe der Schizophrenien.*« Leipzig, F. Deuticke.

Bölte, S., Feineis-Matthews, S., Leber, S., Dierks, T., Hubl, D., Poustka, F. (2002). »*The development und evaluation of a computer-based program to test und to teach the recognition of facial affect.*« Int J Circumpolar Health 61 Suppl 2: 61-8.

Bölte, S., Feineis-Matthews, S., Poustka, F. (2001). »*Neuropsychologie des Autismus*« Z Neuropsychologie 12(3): 221-231.

Bölte, S. und F. Poustka (2001). »*Die Faktorenstruktur des Autismus Diagnostischen Interviews-Revision (ADI-R). Eine Untersuchung zur dimensionalen versus kategorialen Klassifikation autistischer Störungen.*« Z Kinder Jugendpsychiatr Psychother 29(3): 221-9.

Bölte, S. und F. Poustka (2004). »*Diagnostische Beobachungsskala für Autistische Störungen (ADOS): Erste Ergebnisse zur Zuverlässigkeit und Gültigkeit.*« Z Kinder Jugendpsychiatr Psychother 32(1): 45-50.

Bölte, S. und F. Poustka (2005). »*Fragebogen zur sozialen Kommunikation (FSK)*« Bern, Huber.

Bölte, S, D. Rühl et al. (2005). »*Diagnostisches Interview für Autismus in Revision (ADI-R)*« Bern, Huber.

Bölte, S, N. Uhlig, Poustka, F. (2002). »*Das Savant-Syndrom: Eine Übersicht*« Z Klin Psychol Psychotherapie 31(4): 291-297.

Bolton, P., Macdonald, H., Pickles, A., Rios, P., Goode, S., Crowson, M., Bailey, A., Rutter, M.(1994). »*A case-control family history study of autism.*« J Child Psychol Psychiatry 35(5): 877-900.

Bolton, P. F., Griffiths, P.F. (1997). »*Association of tuberous sclerosis of temporal lobes with autism und atypical autism.*« Lancet 349(9049): 392-5.

Bolton, P. F., Pickles, A., Murphy, M., Rutter, M.(1998). »*Autism, affective und other psychiatric disorders: patterns of familial aggregation.*« Psychol Med 28(2): 385-95.

Booth R., Charlton, r., Hughes, C., Happé, F. (2003). »*Disentangling weak coherence und executive dysfunction: planning drawing in autism und attention-deficit/hyperactivity disorder.*« Philos Trans R Soc Lond B Biol Sci 358(1430): 387-92.

Bormann-Kischkel, C., M. Vilsmeier, Baude, B. (1995). »*The development of emotional concepts in autism.*« J Child Psychol Psychiatry 36(7): 1243-59.

Boucher, J., Lewis, V. (1992). »*Unfamiliar face recognition in relatively able autistic children.*« J Child Psychol Psychiatry 33(5): 843-59.

Bregman, J.D., Volkmar, F.R. (1988). »*Autistic social dysfunction und Down syndrome.*« J Am Acad Child Adolesc Psychiatry 27(4): 440-1.

Briskman, J., Happé, F., Frith, U. (2001). »*Exploring the cognitive phenotype of autism: weak „central coherence“ in parents und siblings of children with autism: II. Real-life skills und preferences.*« J Child Psychol Psychiatry 42(3): 309-16.

Brothers, L., Ring, B., kling, A. (1990). »*Response of neurons in the macaque amygdala to complex social stimuli.*« Behav Brain Res 41(3): 199-213.

Burgess, N.K., T. L. Sweeten, McMahon W.M., Fujinami R.S. (2006). »*Hyperserotoninemia und altered immunity in autism.*« J Autism Dev Disord 36(5): 697-704.

Carroll, J.B. (1993). »*Human cognitive abilities. A survey of factor-analytic studies.*« Cambridge, Cambridge University Press.

Chakrabarti, S. Fombonne, E. (2001). »*Pervasive developmental disorders in preschool children.*« Jama 285(24): 3093-9.

Chess, S. (1971). »*Autism in children with congenital rubella.*« J Autism Child Schizophr 1(1): 33-47.

Chess, S. (1977). »*Follow-up report on autism in congenital rubella.*« J Autism Child Schizophr 7(1): 69-81.

Cohen, I.L. (1994). »*An artificial neural network analogue of learning in autism.*« Biol Psychiatry 36(1): 5-20.

Cook, E.H. (1990). »*Autism: review of neurochemical investigation.*« Synapse 6(3): 292-308.

Corkin, S. (1979). »*Hidden-figures-test performance: lasting effects of unilateral penetrating head injury und transient effects of bilateral cingulotomy.*« Neuropsychologia 17(6): 585-605.

Courchesne, E., Carper, R., Akshoomoff N. (2003). »*Evidence of brain overgrowth in the first year of life in autism.*« Jama 290(3): 337-44.

Courchesne, E., Pierce, K. (2005). »*Brain overgrowth in autism during a critical time in development: implications for frontal pyramidal neuron und interneuron development und connectivity.*« Int J Dev Neurosci 23(2-3): 153-70.

Courchesne, E., Townsend, J., Akshoomoff, N., Saitoh, O., Yeung-Courchesne, R., Lincoln, A.J., James, H.E., Haas, R.H., Schreibman, L., Lau, L. (1994). »*Impairment in shifting attention in autistic und cerebellar patients.*« Behav Neurosci 108(5): 848-65.

Cramon, D. (1988). »*Planen und Handeln. Neuropsychologische Rehabilitation. Grundlagen, Diagnostik, Behandlungsverfahren.*« Berlin, Springer: 248-263.

Croen, L.A., Grether, J.K., Hoogstrate, J., Selvin, S. (2002). »*The changing prevalence of autism in California.*« J Autism Dev Disord 32(3): 207-15.

Dawson, G., Lewy, A. (1989). »*Arousal, attention und the socioemotional impairments of individuals with autism.*« Autism: nature, diagnosis und treatment. G. Dawson. New York, Guilford Press: 49-74.

DeLong, G.R., Dwyer, J.T. (1988). »*Correlation of family history with specific autistic subgroups: Asperger's syndrome und bipolar affective disease.*« J Autism Dev Disord 18(4): 593-600.

DeMyer M.K., Barton, S., Alpern, G.D., Kimberlin, C., Allen, J., Yang, E., Steele, R. (1974). »*The measured intelligence of autistic children.*« J Autism Child Schizophr 4(1): 42-60.

Dorris, L., Espie, C.A., Knott F., Salt J. (2004). »*Mind-reading difficulties in the siblings of people with Asperger's syndrome: evidence for a genetic influence in the abnormal development of a specific cognitive domain.*« J Child Psychol Psychiatry 45(2): 412-8.

Dunn, L.M., Dunn, L. M. (1997). »*Peabody picture vocabulary test.*« Circle Pines, American Guidance Service.

Ehlers, S., Gillberg, C. (1993). »*The epidemiology of Asperger syndrome. A total population study.*« J Child Psychol Psychiatry 34(8): 1327-50.

Ekman, P., Friesen, W.V. (1971). »*Constants across cultures in the face und emotion.*« J Pers Soc Psychol 17(2): 124-9.

Feinstein, C., Reiss, A.L. (1998). »*Autism: the point of view from fragile X studies.*« J Autism Dev Disord 28(5): 393-405.

Folstein, S., Rutter, M. (1977). »*Infantile autism: a genetic study of 21 twin pairs.*« J Child Psychol Psychiatry 18(4): 297-321.

Fombonne, E. (1999). »*The epidemiology of autism: a review.*« Psychol Med 29(4): 769-86.

Fombonne, E. (2003a). »*Epidemiological surveys of autism und other pervasive developmental disorders: an update.*« J Autism Dev Disord 33(4): 365-82.

Fombonne, E. (2003b). »*The prevalence of autism.*« Jama 289(1): 87-9.

Fombonne, E., Bolton, P., Prior, J., Jordan, H., Rutter, M. (1997). »*A family study of autism: cognitive patterns und levels in parents und siblings.*« J Child Psychol Psychiatry 38(6): 667-83.

Fombonne, E., C. Du Mazaubrun, Cans, C., Grandjean, H. (1997). »*Autism und associated medical disorders in a French epidemiological survey.*« J Am Acad Child Adolesc Psychiatry 36(11): 1561-9.

Frith, U. (1989). »*Autism: Explaining the enigma.*« Oxford, Blackwell.

Frith, U. (1989). »*A new look at language und communication in autism.*« Br J Disord Commun 24(2): 123-50.

Frith, U., Happé, F. (1994). »*Autism: beyond »theory of mind.*« Cognition 50(1-3): 115-32.

Frith, U., Snowling, M. (1983). »*Reading for meaning und reading for sound in autistic und dyslexic children.*« J Dev Psychol (1): 329-342.

Gallese, V., Fadiga, L., Fogassi, L., Rizzolatti, G. (1996). »*Action recognition in the premotor cortex.*« Brain 119 (Pt 2): 593-609.

Gediga, G., Schöttke, H. (2001). »*Der Turm von Hanoi - TvH.*« Hogrefe Testsystem (HTS). K. Hänsgen. Göttingen, Hogrefe Verlag. 3.7.

Ghaziuddin, M. (1997). *»Autism in Down's syndrome: family history correlates.«* J Intellect Disabil Res 41 (Pt 1): 87-91.

Ghaziuddin, M., Ghaziuddin, N., Greden, J. (2002). *»Depression in persons with autism: implications for research und clinical care.«* J Autism Dev Disord 32(4): 299-306.

Ghaziuddin, M., Weidmer-Mikhail, E., Ghaziuddin, N. (1998). *»Comorbidity of Asperger syndrome: a preliminary report.«* J Intellect Disabil Res 42 (Pt 4): 279-83.

Gillberg, C. (1985). *»Asperger's syndrome und recurrent psychosis--a case study.«* J Autism Dev Disord 15(4): 389-97.

Gillberg, C., Billstedt, E. (2000). *»Autism und Asperger syndrome: coexistence with other clinical disorders.«* Acta Psychiatr Scand 102(5): 321-30.

Gillberg, C., Steffenburg, S., Jakobsson, G. (1987). *»Neurobiological findings in 20 relatively gifted children with Kanner-type autism or Asperger syndrome.«* Dev Med Child Neurol 29(5): 641-9.

Gillberg, C., Steffenburg, S., Schaumann, H. (1991). *»Is autism more common now than ten years ago?«* Br J Psychiatry 158: 403-9.

Gopnik, A., Astington, J.W. (1988). *»Children's understanding of representational change und its relation to the understanding of false belief und the appearance-reality distinction.«* Child Dev 59(1): 26-37.

Greenaway, R., Plaisted, K. (2005). *»Top-down attentional modulation in autistic spectrum disorders is stimulus-specific.«* Psychol Sci 16(12): 987-94.

Hadjikhani, N., Joseph, R.M., Snyder, J., Chabris, C.F., Clark, J., Steele, S., McGrath, L., Vangel, M., Aharon, I., Feczko, E., Harris, G.J., Tager-Flusberg, H. (2004). *»Activation of the fusiform gyrus when individuals with autism spectrum disorder view faces.«* Neuroimage 22(3): 1141-50.

Halstead, W.C. (1947). *»Brain und Intelligence: A quantitative study of the frontal lobes.«* Chicago, University of Chicago press.

Happé, F., Frith, U. (2006). »*The weak coherence account: detail-focused cognitive style in autism spectrum disorders.*« J Autism Dev Disord 36(1): 5-25.

Happé, F. (1997). »*Central coherence und theory of mind in autism: reading homographs in context.*« Br J Devel Psychol 15: 1-12.

Happé, F. (2000). »*Parts und wholes, meaning und minds: Central coherence und its relation to theory of mind. Understanding other minds: Perspectives from autism und developmental cognitive neuroscience.*« S. Baron-Cohen, H. Tager-Flusberg und D. J. Cohen. Oxford, Oxford University Press: 203-221.

Happé, F., Briskman, J., Frith, U. (2001). »*Exploring the cognitive phenotype of autism: weak »central coherence« in parents and siblings of children with autism: I. Experimental tests.*« J Child Psychol Psychiatry 42(3): 299-307.

Happé, F. (1994). »*Wechsler IQ profile und theory of mind in autism: a research note.*« J Child Psychol Psychiatry 35(8): 1461-71.

Happé, F. (1996). »*Studying weak central coherence at low levels: children with autism do not succumb to visual illusions. A research note.*« J Child Psychol Psychiatry 37(7): 873-7.

Heaton, R.K., Chelune, G.J., Talley J.L., Kay, G.G., Curtis, G. (1993). »*Wisconsin Card Sorting Test manual: revised und expanded.*« Odessa, Psychological Assessment Resources.

Hermelin, B., O'Connor, N. (1967). »*Remembering of words by psychotic und subnormal children.*« Br J Psychol 58(3): 213-8.

Hermelin, B., O'Connor, N. (1986). »*Idiot savant calendrical calculators: rules und regularities.*« Psychol Med 16(4): 885-93.

Hermelin, B., O'Connor, N. (1970). »*Psychological experiments with autistic children.*« Oxford, Pergamon.

Hill, E.L. (2004). »*Executive dysfunction in autism.*« Trends Cogn Sci 8(1): 26-32.

Hobson, R.P. (1986). »*The autistic child's appraisal of expressions of emotion.*« J Child Psychol Psychiatry 27(3): 321-42.

Hobson, R.P. (1986). »*The autistic child's appraisal of expressions of emotion: a further study.*« J Child Psychol Psychiatry 27(5): 671-80.

Hobson, R.P., Ouston, J., Lee, A. (1988). »*What's in a face? The case of autism.*« Br J Psychol 79 (Pt 4): 441-53.

Holtmann, M., Bölte, S., Poustka, F. (2005) »*ADHD, Asperger Syndrome und High Functioning Autism..*« J Am Acad Child Adolesc Psychiatry 46(11): 1101.

Howlin, P., Goode, S., Hutton, J., Rutter, M. (2004). »*Adult outcome for children with autism.*« J Child Psychol Psychiatry 45(2): 212-29.

Howlin, P., Wing, L., Gould, J. (1995). »*The recognition of autism in children with Down syndrome--implications for intervention und some speculations about pathology.*« Dev Med Child Neurol
37(5): 406-14.

Hughes, C., Leboyer, M., Bouvard, M. (1997). »*Executive function in parents of children with autism.*« Psychol Med 27(1): 209-20.

Hughes, C., Plumet, M.H., Leboyer, M. (1999). »*Towards a cognitive phenotype for autism: increased prevalence of executive dysfunction und superior spatial span amongst siblings of children with autism.*« J Child Psychol Psychiatry 40(5): 705-18.

Hughes, C., Russell, J., Robbins, T.W. (1994). »*Evidence for executive dysfunction in autism.*« Neuropsychologia 32(4): 477-92.

IMGSAC (1998). »*A full genome screen for autism with evidence for linkage to a region on chromosome 7q. International Molecular Genetic Study of Autism Consortium.*« Hum Mol Genet 7(3): 571-8.

Itard, J.M.G. (1962). »*The wild boy of Aveyon.*« New York, Appleton-Century-Crofts.

Ivnik, R., Malec, J.F., Smith, G.E., Tangalos, E.G., Peterson, R.C. (1996). »*Neuropsychological Test Norms above 55.*« The Clinical Neuropsychologist 10(3): 262-278.

Jolliffe, T., Baron-Cohen, S. (1997). »*Are people with autism und Asperger syndrome faster than normal on the Embedded Figures Test?*« J Child Psychol Psychiatry 38(5): 527-34.

Jolliffe, T., Baron-Cohen, S. (1999). »*A test of central coherence theory: linguistic processing in high-functioning adults with autism or Asperger syndrome: is local coherence impaired?*« Cognition 71(2): 149-85.

Just, M.A., Cherkassky, V.L., Keller, T.A., Minshew, N.J. (2004). »*Cortical activation und synchronization during sentence comprehension in high-functioning autism: evidence of underconnectivity.*« Brain 127(Pt 8): 1811-21.

Kadesjo, B., Gillberg, C. (2000). »*Tourette's disorder: epidemiology und comorbidity in primary school children.*« J Am Acad Child Adolesc Psychiatry 39(5): 548-55.

Kanner, L. (1943). »*Autistic disturbances of affective contact.*« Nervous Child 2: 217-250.

Kanner, L., Eisenberg, L. (1957). »*Early infantile autism, 1943-1955.*« Psychiatr Res Rep Am Psychiatr Assoc(7): 55-65.

Kemper, T.L., Bauman, M.L. (1993). »*The contribution of neuropathologic studies to the understanding of autism.*« Neurol Clin 11(1): 175-87.

Kent, L., Evans, J., Paul, M., Sharp, M. (1999). »*Comorbidity of autistic spectrum disorders in children with Down syndrome.*« Dev Med Child Neurol 41(3): 153-8.

Kielinen, M., Rantala, H., Timonen, E., Linna, S.L., Moilanen, I. (2004). »*Associated medical disorders und disabilities in children with autistic disorder: a population-based study.*« Autism 8(1): 49-60.

Klauck, S.M. (2006). »*Genetics of autism spectrum disorder.*« Eur J Hum Genet 14(6): 714-20.

Klin, A., Sparrow, S.S., de Bildt, A., Cicchetti D.V., Cohen, D.J., Volkmar, F.R. (1999). »A normed study of face recognition in autism und related disorders.« J Autism Dev Disord 29(6): 499-508.

Klin, A., Volkmar, F.R., Sparrow, S.S.(1992). »*Autistic social dysfunction: some limitations of the theory of mind hypothesis.*« J Child Psychol Psychiatry 33(5): 861-76.

Kohs, S.C. (1923). »*Intelligence Measurement.*« New York, Macmillan.

Kolb, B., Whishaw, I.Q. (1993). »*Neuropsychologie.*« Heidelberg, Spektrum Akademischer Verlag.

Lainhart, J.E., Piven, J., Wzorek, M., Landa, R., Santangelo, S.L., Coon, H., Folstein, S.E. (1997). »*Macrocephaly in children und adults with autism.*« J Am Acad Child Adolesc Psychiatry 36(2): 282-90.

Le Couteur, A., Bailey, A., Goode, S., Pickles, A., Robertson, S., Gottesman, I., Rutter, M. (1996). »*A broader phenotype of autism: the clinical spectrum in twins.*« J Child Psychol Psychiatry 37(7): 785-801.

Lincoln, A.J., Courchesne, E., Kilman, B.A., Elmasian, R., Allen, M. (1988). »*A study of intellectual abilities in high-functioning people with autism.*« J Autism Dev Disord 18(4): 505-24.

Lockyer, L., Rutter, M. (1970). »*A five- to fifteen-year follow-up study of infantile psychosis. IV. Patterns of cognitive ability.*« Br J Soc Clin Psychol 9(2): 152-63.

Loong, J.W.K. (1990). »*The Wisconsin card Sorting Test (IBM Version).*« San Luis Obispo, Wang Neuropsychological Laboratory.

Lord, C. (1995). »*Follow-up of two-year-olds referred for possible autism.*« J Child Psychol Psychiatry 36(8): 1365-82.

Lord, C., Risi, S., Lambrecht, L., Cook, E.H., Jr., Leventhal, B.L., DiLavore, P.C., Pickles, A., Rutter, M. (2000). »*The autism diagnostic observation schedule-generic: a standard measure of social und communication deficits associated with the spectrum of autism.*« J Autism Dev Disord 30(3): 205-23.

Lord, C., Rutter, M., Le Couteur, A. (1994). »*Autism Diagnostic Interview-Revised: a revised version of a diagnostic interview for caregivers of individuals with possible pervasive developmental disorders.*« J Autism Dev Disord 24(5): 659-85.

Lotter, V. (1966). »*Epidemiology of autistic conditions in young children, I. Prevalence.*« Social Psychiatry 1: 124-137.

Lukusa, T., Vermeesch, J.R., Holvoet, M., Fryns, J.P., Devriendt, K. (2004). »*Deletion 2q37.3 und autism: molecular cytogenetic mapping of the candidate region for autistic disorder.*« Genet Couns 15(3): 293-301.

MacLean, J.E., Szatmari, P., Jones, M.B., Bryson, S.E., Mahoney, W.J., Bartolucci, G., Tuff, L. (1999). »*Familial factors influence level of functioning in pervasive developmental disorder.*« J Am Acad Child Adolesc Psychiatry 38(6): 746-53.

Madsen, K.M., Hviid, A., Vestergaard, M., Schendel, D., Wohlfahrt, J., Thorsen, P., Olsen, J., Melbye, M. (2002). »*A population-based study of measles, mumps, und rubella vaccination und autism.*« N Engl J Med 347(19): 1477-82.

Mawson, D., Grounds, A., Tantam, D. (1985). »*Violence und Asperger's syndrome: a case study.*« Br J Psychiatry 147: 566-9.

Maxwell, A.E. (1959). »*A factorial analysis of the Wechsler intelligence scale for children.*« British Journal of Educational Psychology 29: 237-41.

Micali, N., Chakrabarti, S., Fombonne, E. (2004). »*The broad autism phenotype: findings from an epidemiological survey.*« Autism 8(1): 21-37.

Miller, L.K. (1999). »*The savant syndrome: intellectual impairment und exceptional skill.*« Psychol Bull 125(1): 31-46.

Minshew, N., Sweeney, J., Bauman, M. (1997). »*Neurological aspects of autism. Handbook of autism und pervasive developmental disorders.*« New York, John Wiley und Sons.

Mottron, L., Burack, J.A., Stauder, J.E., Robaey, P. (1999). *»Perceptual processing among high-functioning persons with autism.«* J Child Psychol Psychiatry 40(2): 203-11.

Mottron, L., Dawson, M., Soulieres, I., Hubert, B., Burack, J. (2006). *»Enhanced perceptual functioning in autism: an update, and eight principles of autistic perception.«* J Autism Dev Disord 36: 27-43.

Narayan, S., Moyes, B., Wolff, S. (1990). *»Family characteristics of autistic children: a further report.«* J Autism Dev Disord 20(4): 523-35.

Newport, E.L. (1990). *»Maturational constraints on language learning.«* Cogn Sci 14: 11-28.

Norbury, C.F., Bishop, D.M.V. (2002). *»Inferential processing und story recall in children with communication problems: A comparison of specific language impairment, pragmatic language impairment und higgh functioning autism.«* Int J Lang Comm Dis(37): 227-251.

Nordin, V., Gillberg, C. (1996). *»Autism spectrum disorders in children with physical or mental disability or both. I: Clinical und epidemiological aspects.«* Dev Med Child Neurol 38(4): 297-313.

Olsson, I., Steffenburg, S., Gillberg, C. (1988). *»Epilepsy in autism und autisticlike conditions. A population-based study.«* Arch Neurol 45(6): 666-8.

Ozonoff, S. (1997). *»Components of executive function in autism und other disorders. Autism as an executive disorder.«* J. Russel. Oxford, University Press: 179-211.

Ozonoff, S., Jensen, J. (1999). *»Brief report: specific executive function profiles in three neurodevelopmental disorders.«* J Autism Dev Disord 29(2): 171-7.

Ozonoff, S., Pennington, B.F., Rogers, S.J. (1990). *»Are there emotion perception deficits in young autistic children?«* J Child Psychol Psychiatry 31(3): 343-61.

Ozonoff, S., Rogers, S.J., Pennington, B.F. (1991). *»Asperger's syndrome: evidence of an empirical distinction from high-functioning autism.«* J Child Psychol Psychiatry 32(7): 1107-22.

Ozonoff, S., Strayer, D.L. (1997). *»Inhibitory function in nonretarded children with autism.«* J Autism Dev Disord 27(1): 59-77.

Pennington, B.F., Ozonoff, S. (1996). *»Executive functions und developmental psychopathology.«* J Child Psychol Psychiatry 37(1): 51-87.

Perner, J., Lang, B. (2000). *»Theory of mind und executive function: Is there a developmental relationship? Understanding other minds: Perspectives from developmental cognitive neuroscience.«* S. Baron-Cohen, Tager-Flusberg, H., Cohen, D.J. Oxford, University Press: 150-181.

Pickles, A., Bolton, P., Macdonald, H., Bailey, A., Le Couteur, A., Sim, C.H., Rutter, M. (1995). *»Latent-class analysis of recurrence risks for complex phenotypes with selection und measurement error: a twin und family history study of autism.«* Am J Hum Genet 57(3): 717-26.

Piven, J., Arndt, S., Bailey, J., Andreasen, N. (1996). *»Regional brain enlargement in autism: a magnetic resonance imaging study.«* J Am Acad Child Adolesc Psychiatry 35(4): 530-6.

Piven, J., Arndt, S., Bailey, J., Havercamp, S., Andreasen, N.C., Palmer, P. (1995). *»An MRI study of brain size in autism.«* Am J Psychiatry 152(8): 1145-9.

Piven, J., Chase, G.A., Landa, R., Wzorek, M., Gayle, J., Cloud, D., Folstein, S. (1991). *»Psychiatric disorders in the parents of autistic individuals.«* J Am Acad Child Adolesc Psychiatry 30(3): 471-8.

Piven, J., Gayle, J., Chase, G.A., Fink, B., Landa, R., Wzorek, M.M., Folstein, S.E. (1990). *»A family history study of neuropsychiatric disorders in the adult siblings of autistic individuals.«* J Am Acad Child Adolesc Psychiatry 29(2): 177-83.

Piven, J., Palmer, P. (1997). »*Cognitive deficits in parents from multiple-incidence autism families.*« J Child Psychol Psychiatry 38(8): 1011-21.

Piven, J., Palmer, P. (1999). »*Psychiatric disorder und the broad autism phenotype: evidence from a family study of multiple-incidence autism families.*« Am J Psychiatry 156(4): 557-63.

Piven, J., Palmer, P., Jacobi, D., Childress, D., Arndt, S. (1997). »*Broader autism phenotype: evidence from a family history study of multiple-incidence autism families.*« Am J Psychiatry 154(2): 185-90.

Piven, J., Palmer, P., Landa, R., Santangelo, S., Jacobi, D., Childress, D. (1997). »*Personality und language characteristics in parents from multiple-incidence autism families.*« Am J Med Genet 74(4): 398-411.

Plaisted, K., Swettenham, J., Rees, L. (1999). »*Children with autism show local precedence in a divided attention task und global precedence in a selective attention task.*« J Child Psychol Psychiatry 40(5): 733-42.

Poustka, F., S. Bölte, Feineis-Matthews, S., Schmötzer, G. (2004). »*Autistische Störungen.*« Göttingen, Hogrefe.

Poustka, F., Lisch, S., Rühl, D., Sacher, A., Schmötzer, G., Werner K. (1996). »*The standardized diagnosis of autism, Autism Diagnostic Interview-Revised: interrater reliability of the German form of the interview.*« Psychopathology 29(3): 145-53.

Prior, M., Dahlstrom, B., Squires, T.L. (1990). »*Autistic children's knowledge of thinking und feeling states in other people.*« J Child Psychol Psychiatry 31(4): 587-601.

Rapin, I.C. (1996). »*Historical Data. Preschool children with inadequate communication: developmental language disorder, autism, low IQ.*« I. Rapin. London, Mac Keith Press: 58-97.

Rasmussen, P., Borjesson, O., Wentz, E., Gillberg, C. (2001). »*Autistic disorders in Down syndrome: background factors und clinical correlates.*« Dev Med Child Neurol 43(11): 750-4.

Raven, J.C., Raven, J. (1996). »*Manual for Raven's Progressive Matrices und Mil Hill Vocabulary Scales. Standard Progressive Matrices.*« Oxford, Oxford Psychologists Press.

Reitan, R.M. (1958). »*Validity of the Trailmaking Test as an indicator of organic brain damage.*« Perceptual Motor Skills 8: 271-6.

Remschmidt, H., Schmidt, M.H., Poustka, F. (2001). »*Multiaxiales Klassifikationsschema für Störungen des Kindes- und Jugendalters nach der ICD-10 der WHO.*« Bern, Huber.

Rimland, B., Hill, A.L. (1984). »*Idiot Savants. Mental Retardation und Developmental Disabilities.*« J. Wortis. New York, Plenum Press. 13: 155-169.

Rinehart, N. J., Bradshaw, J.L., Moss, S.A., Brereton, A.V., Tonge, B.J. (2000). »*Atypical interference of local detail on global processing in high-functioning autism und Asperger's disorder.*« J Child Psychol Psychiatry 41(6): 769-78.

Ring, H.A., Baron-Cohen, S., Wheelwright, S., Williams, S.C., Brammer, M., Andrew, C., Bullmore, E.T. (1999). »*Cerebral correlates of preserved cognitive skills in autism: a functional MRI study of embedded figures task performance.*« Brain 122 (Pt 7): 1305-15.

Risch, N., Spiker, D., Lotspeich, L., Nouri, N., Hinds, D., Hallmayer, J., Kalaydjieva, L., et al. (1999). »*A genomic screen of autism: evidence for a multilocus etiology.*« Am J Hum Genet 65:493-507.

Rumsey, J.M. (1985). »*Conceptual problem-solving in highly verbal, nonretarded autistic men.*« J Autism Dev Disord 15(1): 23-36.

Russel, J. (1997). »*How executive disorders can bring about an adequate theory of mind. Autism as an executive disorder.*« J. Russel. Oxford, University Press.

Rutter, M. (1984). »*Autistic children growing up.*« Dev Med Child Neurol 26: 122-129.

Rutter, M. (2005). *»Aetiology of autism: findings und questions.«* J Intellect Disabil Res 49(Pt 4): 231-8.

Rutter, M., Bailey, A., Berument, S.K., Lord, C., Pickles, A. (2001). *»Social Communication Questionnaire (SCQ).«* Los Angeles, Western Psychological Services.

Rutter, M., Bailey, A., Bolton, P., Le Couteur, A. (1994). *»Autism und known medical conditions: myth und substance.«* J Child Psychol Psychiatry 35(2): 311-22.

Rutter, M., Silberg, J., O'Connor, T., Simonoff, E. (1999). *»Genetics und child psychiatry: II Empirical research findings.«* J Child Psychol Psychiatry 40(1): 19-55.

Rühl, D., Bölte, S., Feineis-Matthews, S., Poustka, F. (2004). *»Diagnostische Beobachtungsskala für Autistische Störungen (ADOS).«* Bern, Huber.

Rühl, D., Bölte, S., Poustka, F. (2004). *»Sprachentwicklung und Intelligenzniveau beim Autismus.«* Nervenarzt 72:535-540.

Sattler, J.M. (1974). *»Assessment of children's intelligence.«* Philadelphia, Saunders.

Schopler, E. (1996). *»Are autism und Asperger syndrome (AS) different labels or different disabilities?«* J Autism Dev Disord 26(1): 109-10.

Schultz, R.T., Klin, A. (2002). *»Genetics of childhood disorders: XLIII. Autism, part 2: neural foundations.«* J Am Acad Child Adolesc Psychiatry 41(10): 1259-62.

Seltzer, M.M., Abbeduto, L., Krauss, M.W., Greenberg, J., Swe, A. (2004). *»Comparison groups in autism family research: Down syndrome, fragile X syndrome, und schizophrenia.«* J Autism Dev Disord 34(1): 41-8.

Shah, A., Frith, U. (1983). *»An islet of ability in autistic children: a research note.«* J Child Psychol Psychiatry 24(4): 613-20.

Shah, A., Frith, U. (1993). »*Why do autistic individuals show superior performance on the block design task?*« J Child Psychol Psychiatry 34(8): 1351-64.

Shapiro, M.B. (1952). »*Experimental studies of a perceptual anomaly. II. Confirmatory und explanatory experiments.*« J Ment Sci 98(413): 605-17.

Simonoff, E. (2000). »*Extracting meaning from comorbidity: genetic analyses that make sense.*« J Child Psychol Psychiatry 41(5): 667-74.

Smalley, S.L. (1997). »*Genetic influences in childhood-onset psychiatric disorders: autism und attention-deficit/hyperactivity disorder.*« Am J Hum Genet 60(6): 1276-82.

Smalley, S.L. (1998). »*Autism und tuberous sclerosis.*« J Autism Dev Disord 28(5): 407-14.

Smalley, S.L., Asarnow, R.F. (1990). »*Cognitive subclinical markers in autism.*« J Autism Dev Disord 20(2): 271-8.

Spearman, C. (1938). »*Measurement of intelligence.*« Scientia 64.

Spreen, O., Strauss, E. (1998). »*A compendium of neuropsychological tests und norms.*« New York, Oxford University Press.

Steffenburg, S., Gillberg, C., Hellgren, L., Andersson, L., Gillberg, I.C., Jakobsson, G., Bohman, M. (1989). »*A twin study of autism in Denmark, Finland, Iceland, Norway und Sweden.*« J Child Psychol Psychiatry 30(3): 405-16.

Stone, W. (1997). »*Autism in infancy und early childhood. Handbook of Autismand Pervasive Developmental Disorders.*« D. J. Cohen, Volmar F.R., eds. New York, Wiley: 266-282.

Stromland, K., Nordin, V., Miller, M., Akerstrom, B., Gillberg, C. (1994). »*Autism in thalidomide embryopathy: a population study.*« Dev Med Child Neurol 36(4): 351-6.

Szatmari, P., Bartolucci, G., Finlayson, A., Krames, L. (1986). *»A vote for Asperger's syndrome.«* J Autism Dev Disord 16(4): 515-8.

Szatmari, P., Jones, M.B., Zwaigenbaum, L., MacLean, J.E. (1998). *»Genetics of autism: overview und new directions.«* J Autism Dev Disord 28(5): 351-68.

Tager-Flusberg, H. (1991). *»Semantic processing in the free recall of autistic children: Further evidence for a cognitive deficit.«* Br J Devel Psychol(9): 417-430.

Tager-Flusberg, H. (1999). *»A Psychological Approach to Understanding the Social und Language Impairments in Autism.«* Int Rev Psychiatry 11(4): 325-334.

Tager-Flusberg, H., Joseph, R., Folstein, S. (2001). *»Current directions in research on autism.«* Ment Retard Dev Disabil Res Rev 7(1): 21-9.

Tager-Flusberg, H., Sullivan, K. (1994). *»Predicting und explaining behavior: a comparison of autistic, mentally retarded und normal children.«* J Child Psychol Psychiatry 35(6): 1059-75.

Teunisse, J. P., Cools, A.R., van Spaendonck, K.P., Aerts, F.H., Berger, H.J. (2001). *»Cognitive styles in high-functioning adolescents with autistic disorder.«* J Autism Dev Disord 31(1): 55-66.

Thayer, J.F., Johnsen, B.H. (2000). *»Sex differences in judgement of facial affect: a multivariate analysis of recognition errors.«* Scand J Psychol 41(3): 243-6.

Tidmarsh, L., Volkmar, F.R. (2003). *»Diagnosis und epidemiology of autism spectrum disorders.«* Can J Psychiatry 48(8): 517-25.

Tsai, L.Y. (1996). *»Brief report: comorbid psychiatric disorders of autistic disorder.«* J Autism Dev Disord 26(2): 159-63.

Van Dalen, J.G.T. (1995). *»Autism from within: looking through the eyes of a mildly afflicted autistic person.«* Link 17(3): 11-16.

Venter, A., Lord, C., Schopler, E. (1992). *»A follow-up study of high-functioning autistic children.«* J Child Psychol Psychiatry 33(3): 489-507.

Volkmar, F., Cook, E.H., Pomeroy, J., Realmuto, G., Tanguay, P. (1999). *»Practice parameters for the assessment und treatment of children, adolescents, und adults with autism und other pervasive developmental disorders.«* J Am Acad Child Adolesc Psychiatry 38(12 Suppl): 32S-54S.

Volkmar, F.R., Bregman, J., Cohen, D.J., Cicchetti, D.V. (1988). *»DSM-III und DSM-III-R diagnoses of autism.«* Am J Psychiatry 145(11): 1404-8.

Volkmar, F.R., Klin, A., Siegel, B., Szatmari, P., Lord, C., Campbell, M., Freeman, B.J., Cicchetti, D.V., Rutter, M., Kline, W. (1994). *»Field trial for autistic disorder in DSM-IV.«* Am J Psychiatry 151(9): 1361-7.

Volkmar, F.R., Nelson, D.S. (1990). *»Seizure disorders in autism.«* J Am Acad Child Adolesc Psychiatry 29(1): 127-9.

Volkmar, F.R., Stier, D.M., Cohen, D.J. (1985). *»Age of recognition of pervasive developmental disorder.«* Am J Psychiatry 142(12): 1450-2.

Volkmar, F.R., Szatmari, P., Sparrow, S.S. (1993). *»Sex differences in pervasive developmental disorders.«* J Autism Dev Disord 23(4): 579-91.

Wang, A.T., Dapretto, M., Hariri, A.R., Sigman, M., Bookheimer, S.Y. (2004). *»Neural correlates of facial affect processing in children und adolescents with autism spectrum disorder.«* J Am Acad Child Adolesc Psychiatry 43(4): 481-90.

Wechsler, D. (1974). *»Wechsler intelligence scale for children- revised.«* New York, The Psychological Corporation.

Wechsler, D. (1981). *»Wechsler adult intelligence scales- revised.«* New York, The Psychological Corporation.

Weeks, S.J., Hobson, R.P. (1987). *»The salience of facial expression for autistic children.«* J Child Psychol Psychiatry 28(1): 137-51.

Weisshaupt, R., Jokeit, H. (2006). *»Was ist ADHD?«* Psychiatrie 4: 37-43.

Wellman, H., Lagattuta, K. (2006). »*Developing understandings of mind. Understanding other minds: Perspectives from autism und cognitive neuroscience.*« S. Baron-Cohen, Tager-Flusberg, H., Cohen, D.J. Oxford, University Press.

WHO (1992). »*The ICD-10 classification of mental und behavioral disorders: clinical descriptions und diagnostic guidelines.*« Geneva, WHO.

Williams, G., King, J., Cunningham, M., Stephan, M., Kerr, B., Hersh, J.H. (2001). »*Fetal valproate syndrome und autism: additional evidence of an association.*« Dev Med Child Neurol 43(3): 202-6.

Wimmer, H., Perner, J. (1983). »*Beliefs about beliefs: representation and constraining function of wrong beliefs in young children's understanding of deception.*« Cognition 13:103-128.

Wing, L. (1976). »*Diagnosis, clinical description und prognosis. Early childhood autism: Clinical, educational und social aspects.*« Oxford, Pergamon Press.

Wing, L. (1981). »*Asperger's syndrome: a clinical account.*« Psychol Med 11(1): 115-29.

Wing, L., Gould, J. (1979). »*Severe impairments of social interaction und associated abnormalities in children: epidemiology und classification.*« J Autism Dev Disord 9(1): 11-29.

Witkin, H., Oltman, P., Raskin, E., Karp, S. (1971). »*A manual for the Embedded Figures Test.*« Consulting Psychologists Press, Inc.

Witkin, H.A. (1949). »*The nature und importance of individual differences in perception.*« J Pers 18(2): 145-70, pl.

Witkin, H.A. (1971). »*Embedded Figure Test*« CPPI California.

Wolff, S., Narayan, S., Moyes, B. (1988). »*Personality characteristics of parents of autistic children: a controlled study.*« J Child Psychol Psychiatry 29(2): 143-53.

Zelazo, P.D., Burack, J.A., Benedetto, E., Frye, D. (1996). »*Theory of mind und rule use in individuals with Down's syndrome: a test of the uniqueness und specificity claims.*« J Child Psychol Psychiatry 37(4): 479-84.

Zobel, A., Maier, W. (2004). »*Endophänotypen- ein neues Konzept zur biologischen Charakterisierung psychischer Störungen.*« Nervenarzt 75: 205-14.

Anhang

A Informationsblätter

B Fragebögen

C Testverfahren zu exekutiven Funktionen

D Testverfahren zu schwacher zentraler Kohärenz

E Testverfahren zu Theory-of-Mind-Fertigkeiten

„Klinische und molekulargenetische Untersuchung von Symptommustern unter nicht-autistischen Verwandten in Familien mit unterschiedlicher Autismus-Belastung"

Eltern- und Probandeninformation

Hintergrund der Studie

Unsere Klinik beschäftigt sich seit längerer Zeit mit dem Erscheinungsbild, der Diagnostik und den Ursachen des Phänomens Autismus. Im Rahmen einer internationalen molekulargenetischen Untersuchung wird das Ziel verfolgt, Gene zu identifizieren, die für das Zustandekommen von Autismus und verwandten Störungen verantwortlich sind. Innerhalb dieser Ursachenforschung ist es wichtig, dass das Erscheinungsbild Autismus genau definiert und von anderen Entwicklungsstörungen abgegrenzt wird.

Ziel und Inhalt der Sudie

Im Rahmen unseres bereits bestehenden Autismus-Forschungsprojektes möchten wir mit Hilfe testpsychologischen Untersuchungen und molekulargenetischer Analysen untersuchen, inwiefern sich Familien von Kindern mit einer leichten Intelligenzminderung von Familien mit autistischen Kindern im Hinblick auf Neuropsychologie und Genetik voneinander unterscheiden.

Die neuropsychologischen Untersuchungen an Eltern und Kindern umfassen einige Denk- und Wahrnehmungstests, einen Wortschatztest und Verfahren zur Erfassung des abstrakten Denkens. Neben diesen Tests werden Fragebögen zum Verhalten der Kinder und zum allgemeinen Befinden der Eltern erhoben.

Autismus ist in bis zu 75% der Fälle neben seinen Hauptsymptomen mit Intelligenzminderung vergesellschaftet. Die Ursachen von Lernbehinderung können sehr vielgestaltig sein, und sind nur in einigen Fällen aufzuklären. Wie im Autismus spielen auch hier in einigen Fällen genetische und chromosomale Faktoren eine Rolle. Ziel ist es, neben diesen Gemeinsamkeiten die Unterschiede im Erscheinungsbild und in der Genetik zu untersuchen. Wenn es gelingt, die kritischen Gene unter den ca. 30.000 bis 40.000 Genen des Menschen zu identifizieren, kann es langfristig auch möglich werden, Autismus und genetisch mitbedingte Intelligenzminderung auf biologischer Ebene noch wirksamer zu behandeln.

Mit der Studie verbundener Aufwand

Die neuropsychologischen Untersuchungen finden in der Klinik für Psychiatrie und Psychotherapie des Kindes- und Jugendalters der Universitätsklinik Frankfurt/Main statt. Abgesehen von dem zeitlichen Aufwand von insgesamt 4 Stunden, die Untersuchungen der Eltern und Kinder und das Ausfüllen der Fragebögen miteingeschlossen, sind die neuropsychologischen Untersuchungen mit keinen Belastungen oder Risiken verbunden.

Um die Erbsubstanzen untersuchen zu können, werden Kindern und Eltern Blut abgenommen (ca. 40 ml), wie sie ein Arzt auch für eine Routineuntersuchung abnehmen würde. Es kann dadurch eine Rötung oder ein Hämatom (blauer Fleck) entstehen.

Das Blut wird labortechnisch aufgearbeitet, um es in die DNA zu überführen, die Informationen über die Erbsubstanz enthält. Diese ist dann direkten molekulargenetischen Untersuchungen zugänglich.

Datenschutz

Alle in dieser Studie zusammengetragene Daten werden streng vertraulich behandelt und sorgfältig überwacht. Die Datenverarbeitung erfolgt in anonymisierter Form, d.h. ein Zusammenhang zwischen dem Namen des Probanden und den über ihn erhobenen Daten kann später nicht hergestellt werden. Um die korrekte Durchführung dieser Studie zu überwachen, sind nur bestimmte und ausgebildete Personen kurzfristig ermächtigt, in gewisse Teile der Aufzeichnungen Einsicht zu nehmen. Die Teilnahme an dieser Studie ist freiwillig, und jeder Proband kann ohne Angabe von Gründen sein gegebenes Einverständnis jederzeit zurückziehen, ohne dass irgendwelche Nachteile entstehen. Geschieht dies, werden alle bis dahin über ihn gesammelte Daten gelöscht.

Ethische Aspekte

Wir wollen Sie an dieser Stelle auch gerne darüber informieren, dass dieses wissenschaftliche Vorhaben von der zuständigen Ethikkommission des Universitätsklinikums Frankfurt/M als unbedenklich bewertet wurde. Die Verantwortung für die Untersuchung verbleibt jedoch beim Studienleiter.

Anhang A2: Einverständniserklärung

Einverständniserklärung

Zur Teilnahme an der Untersuchung zur Intelligenzminderung („Klinische und molekulargenetische Untersuchung von Symptommustern unter Verwandten in Familien mit unterschiedlicher Autismus-Belastung")

Name der Mutter: ______________________________

Name des Vaters: ______________________________

Name des Kindes (Jugendlichen, erwachsenen Nachkommens):

____

Adresse: ______________________________

Telefonnummer: ______________________________

Name des Untersuchers: ______________________________

Ich bzw. wir haben das Informationsblatt über die Untersuchung der Intelligenzminderung gelesen. Es erfolgte eine persönliche Aufklärung über die beschriebene Untersuchung und deren Bedeutung.
Mir ist bekannt, dass meine Teilnahme freiwillig ist und die Zustimmung zur Teilnahme jederzeit ohne irgendwelche Nachteile für die Behandlung zurückgezogen werden kann.
Ich/ Wir willigen ein, dass die bestimmten personenbezogenen Daten (wie das Geburtsdatum) für die beschriebenen wissenschaftlichen Zwecke erhoben, verarbeitet und wissenschaftlich in anonymisierter Form genutzt werden dürfen. Ich bin einverstanden, dass die Daten in anonymisierter Form an eine zuständige Überwachungsbehörde oder Bundesbehörde zur Überprüfung weitergegeben werden dürfen.
Mit meiner Teilnahme an diesen Untersuchungen bin ich bzw. sind wir einverstanden.
Eine Kopie der Einverständniserklärung habe ich erhalten.

____________ (Datum)	____________ (Datum)	____________ (Datum)
____________ Unterschrift der Mutter	____________ Unterschrift des Vaters	____________ Unterschrift des Kindes (Jugendlichen, erwachsenen Nachkommens)

____
Unterschrift des Untersuchers

Anhang B1: Fragebogen zur sozialen Kommunikation (FSK), 1. Seite

Lebenszeit

Fragebogen zur sozialen Kommunikation (FSK)

S. Bölte & F. Poustka
Verlag Hans Huber®
M. Rutter, A. Bailey & C. Lord
Western Psychological Services®

1. Kann sie/er heute einige zusammenhängende Worte oder kurze Sätze sagen? Falls *nein*, bitte mit Frage 8 fortfahren.	ja	nein
2. Können Sie heute mit ihr/ihm ein wechselseitiges „Gespräch" führen, an dem Sie beide teilnehmen oder wobei sie/er auf das Bezug nimmt, was Sie gesagt haben?	ja	nein
3. Hat sie/er jemals auffällig merkwürdig gesprochen oder Dinge nahezu gleichlautend ständig wiederholt? Gemeint sind Sätze, die sie/er von anderen gehört hat oder die sie/er selbst gebildet hat.	ja	nein
4. Stellte sie/er jemals ungehörige oder unangebrachte Fragen oder macht sie/er solche Aussagen? Hat sie/er zum Beispiel in unpassenden Situationen jemals regelmäßig persönliche Fragen gestellt oder Äußerungen zu persönlichen Dingen gemacht?	ja	nein
5. Verwechselte sie/er jemals Fürwörter, d. h., sagte sie/er *du* oder *sie/er* statt *ich*?	ja	nein
6. Benutzte sie/er jemals Wörter, die sie/er selbst erfunden zu haben schien, oder drückte sie/er jemals Dinge in merkwürdiger, indirekter oder übertragener Weise aus? Zum Beispiel, indem sie/er statt *„Dampf" „heißer Regen"* sagte?	ja	nein
7. Wiederholte sie/er jemals die gleichen Sachen in genau demselben Wortlaut oder bestand sie/er darauf, dass Sie dieselben Sachen immer wieder erzählen?	ja	nein
8. Gab es jemals Dinge, die sie/er in einer ganz besonderen Weise oder Abfolge machen zu müssen schien, oder gab es Rituale, die Sie für sie/ihn ausführen mussten?	ja	nein
9. Erscheint Ihnen ihr/sein Gesichtsausdruck normalerweise der Situation angemessen?	ja	nein
10. Benutzte sie/er jemals Ihre Hand wie ein Werkzeug oder als ob es ein Teil ihres/seines eigenen Körpers wäre? (zum Beispiel, indem sie/er mit Ihrem Finger auf etwas zeigte oder Ihre Hand auf den Türgriff legte, um die Tür zu öffnen)	ja	nein
11. Hatte sie/er jemals besondere Interessen, die anderen Menschen merkwürdig erschienen (zum Beispiel an Verkehrsampeln, Wasserleitungen oder Fahrplänen)?	ja	nein
12. Schien sie/er jemals interessierter an einem bestimmten Teil eines Spielzeugs zu sein (zum Beispiel indem sie/er die Räder eines Autos drehte) als an seinem eigentlichen Zweck?	ja	nein
13. Hatte sie/er jemals irgendwelche besonderen Interessen, die in ihrer Intensität *ungewöhnlich* waren, aber sonst alters- und geschlechtstypisch (zum Beispiel an Eisenbahnen oder Dinosauriern)?	ja	nein
14. Schien sie/er jemals *ungewöhnlich* daran interessiert, wie Dinge oder Menschen aussehen, sich anfühlen, sich anhören, schmecken oder riechen?	ja	nein
15. Zeigte sie/er jemals ungewöhnliche Verhaltensweisen beim Bewegen ihrer/seiner Hände oder Finger, wie zum Beispiel Wedeln oder Bewegen der Finger vor ihren/seinen Augen?	ja	nein
16. Hat sie/er ihren/seinen ganzen Körper jemals auf komplizierte Weise bewegt, zum Beispiel indem sie/er Drehbewegungen durchführte oder wiederholt auf- und niederhüpfte?	ja	nein
17. Verletzte sie/er sich jemals absichtlich, zum Beispiel durch Beißen in den Arm oder Schlagen des Kopfes gegen die Wand?	ja	nein
18. Gibt es irgendwelche Gegenstände (außer weichen Spielzeugen oder Schmusedecken), die sie/er unbedingt ständig bei sich tragen muss?	ja	nein
19. Hat sie/er irgendeinen besonderen oder besten Freund?	ja	nein

Name des Kindes

Geburtsdatum

Datum

Alter

Ⓞ weiblich Ⓞ männlich

Geschlecht

Ausgefüllt von

Beziehung zum Kind

Anweisungen

Vielen Dank, dass Sie sich die Zeit für die Bearbeitung dieses Fragebogens nehmen. Bitte beantworten Sie alle Fragen, indem Sie *ja* oder *nein* ankreuzen. Die Fragen beziehen sich auf Verhaltensweisen, die miteinander in Beziehung stehen. Antworten Sie bitte immer mit *ja*, falls ein beschriebenes Verhalten *jemals* aufgetreten ist. Bitte antworten Sie immer mit *ja* oder *nein*, auch wenn Sie es nicht immer ganz genau wissen. Antworten Sie in diesen Fällen nach dem, was Sie am ehesten vermuten.

Bitte wenden!

Anhang B1: *Fragebogen zur sozialen Kommunikation (FSK), 2. Seite*

Bei der Einschätzung der folgenden Verhaltensweisen beziehen Sie sich bitte auf die Altersperiode zwischen dem 4. und 5. Geburtstag. Um das Verhalten in diesem Zeitraum bewerten zu können, kann es hilfreich sein, sich an besonders einprägsame Ereignisse, z.B. den Eintritt in den Kindergarten, einen Umzug, ein Weihnachtsfest oder irgend ein anderes Ereignis zu erinnern. Sollte Ihr Kind noch nicht 4 Jahre alt sein, beziehen Sie sich bitte auf ihr/sein Verhalten in den letzten 12 Monaten.

20.	Sprach sie/er im Alter von 4 – 5 Jahren jemals nur aus Freundlichkeit mit Ihnen (nicht um etwas zu bekommen)?	ja	nein
21.	Ahmte sie/er Sie (oder andere Menschen) im Alter von 4 - 5 Jahren jemals *spontan* nach oder Dinge, die Sie taten (wie Staubsaugen, Gartenarbeiten oder Reparaturarbeiten)?	ja	nein
22.	Zeigte sie/er im Alter von 4 - 5 Jahren jemals spontan auf Dinge in ihrer/seiner Umgebung, nur um sie Ihnen zu zeigen (nicht weil sie/er diese haben wollte)?	ja	nein
23.	Verwendete sie/er im Alter von 4 - 5 Jahren jemals Gesten - andere als auf Dinge zeigen oder an Ihren Händen ziehen - um Ihnen mitzuteilen, was sie/er wollte?	ja	nein
24.	Nickte sie/er im Alter von 4 - 5 Jahren mit dem Kopf, wenn sie/ er *ja* sagen wollte?	ja	nein
25.	Schüttelte sie/er im Alter von 4 - 5 Jahren den Kopf, wenn sie/er *nein* sagen wollte?	ja	nein
26.	Schaute sie/er Ihnen im Alter von 4 - 5 Jahren meist direkt ins Gesicht, wenn sie/er etwas mit Ihnen machte oder mit Ihnen sprach?	ja	nein
27.	Lächelte sie/er im Alter von 4 - 5 Jahren zurück, wenn jemand sie/ihn anlächelte?	ja	nein
28.	Zeigte sie/er Ihnen im Alter von 4 - 5 Jahren jemals Dinge, die sie/ihn interessieren, um Ihre Aufmerksamkeit dafür zu gewinnen?	ja	nein
29.	Bot sie/er im Alter von 4 - 5 Jahren jemals an, etwas anderes außer Nahrung mit Ihnen zu teilen?	ja	nein
30.	Schien sie/er im Alter von 4 - 5 Jahren jemals zu wollen, dass Sie ihre/seine Freude an etwas teilen?	ja	nein
31.	Versuchte sie/er im Alter von 4 - 5 Jahren jemals, Sie zu trösten, wenn Sie traurig oder verletzt waren?	ja	nein
32.	Wenn sie/er im Alter von 4 - 5 Jahren etwas haben wollte oder Hilfe brauchte, schaute sie/er Sie an und versuchte sie/er mit Gesten, Lauten oder Worten, Ihre Aufmerksamkeit zu erregen?	ja	nein
33.	Zeigte sie/er im Alter von 4 - 5 Jahren eine normale Bandbreite an Gesichtsmimik?	ja	nein
34.	Schloss sie/er sich im Alter von 4 - 5 Jahren jemals spontan Gruppenspielen an, wie *„Wer will die fleißigen Handwerker sehen"* oder *„Zeigt her eure Füße, zeigt her eure Schuh"*, und versuchte sie/er dabei, das Spiel nachzuahmen?	ja	nein
35.	Spielte sie/er im Alter von 4 - 5 Jahren irgendwelche Fantasie- oder So-Tun-Als-Ob-Spiele?	ja	nein
36.	Zeigte sie/er im Alter von 4 - 5 Jahren ein Interesse an anderen Kindern, die ungefähr so alt waren wie sie/er und die sie/er nicht kannte?	ja	nein
37.	Reagierte sie/er im Alter von 4 - 5 Jahren positiv, wenn sich ein anderes Kind ihr/ihm näherte?	ja	nein
38.	Schaute sie/er im Alter von 4 - 5 Jahren gewöhnlich auf und schenkte Ihnen Aufmerksamkeit, wenn Sie ins Zimmer kamen und mit ihr/ihm zu sprechen begannen, ohne dass Sie ihren/seinen Namen nennen mussten?	ja	nein
39.	Spielte sie/er im Alter von 4 - 5 Jahren jemals Fantasiespiele mit einem anderen Kind in einer Weise, dass Sie sagen könnten, beide haben verstanden, welche Rolle das andere Kind spielte?	ja	nein
40.	Machte sie/er im Alter von 4 - 5 Jahren bei Spielen mit, bei denen sie/er sich in irgendeiner Weise einer Gruppe anderer Kinder anschließen musste, zum Beispiel *Versteck-* oder *Ballspiele*?	ja	nein

Anhang C1: *Wisconsin-Card-Sorting-Test (WCST)*

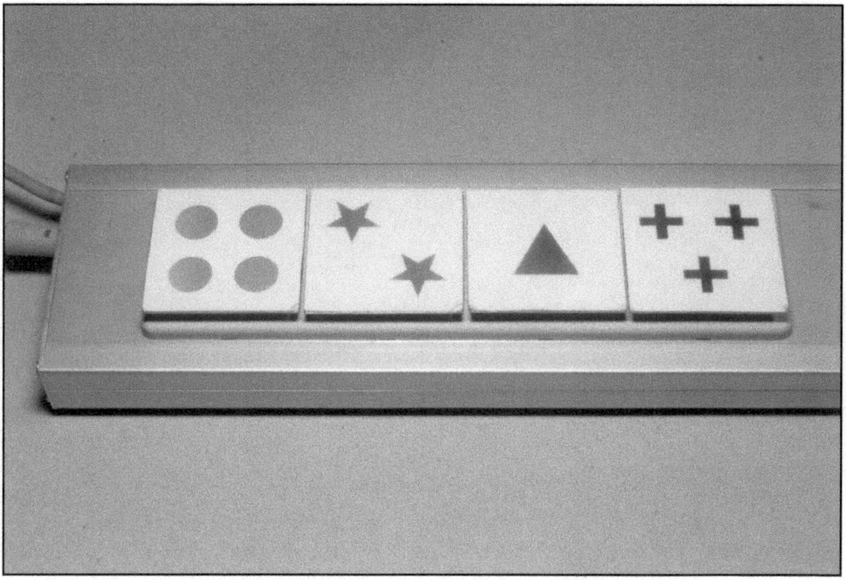

Anhang C2a: *Trailmaking-Test, Teil A (TMT A)*

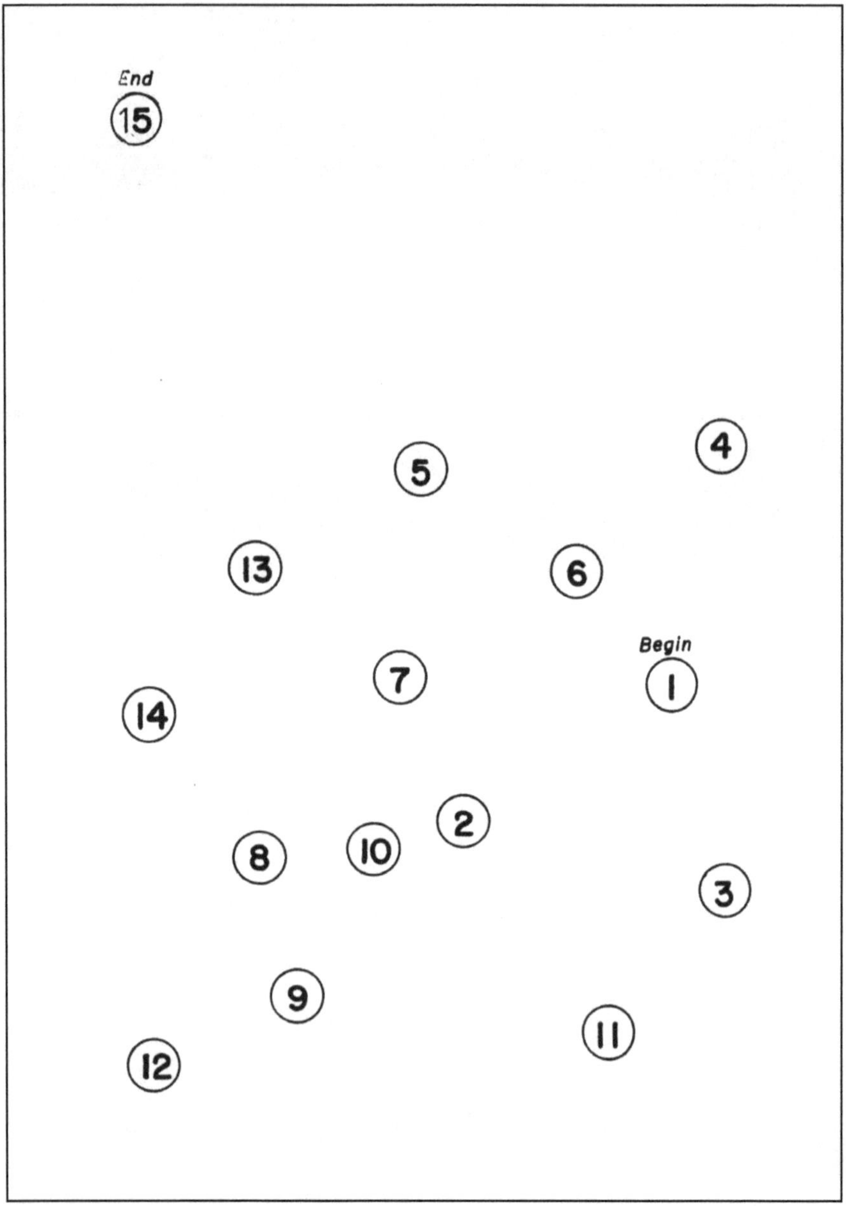

Anhang C2b: *Trailmaking-Test, Teil B (TMT B)*

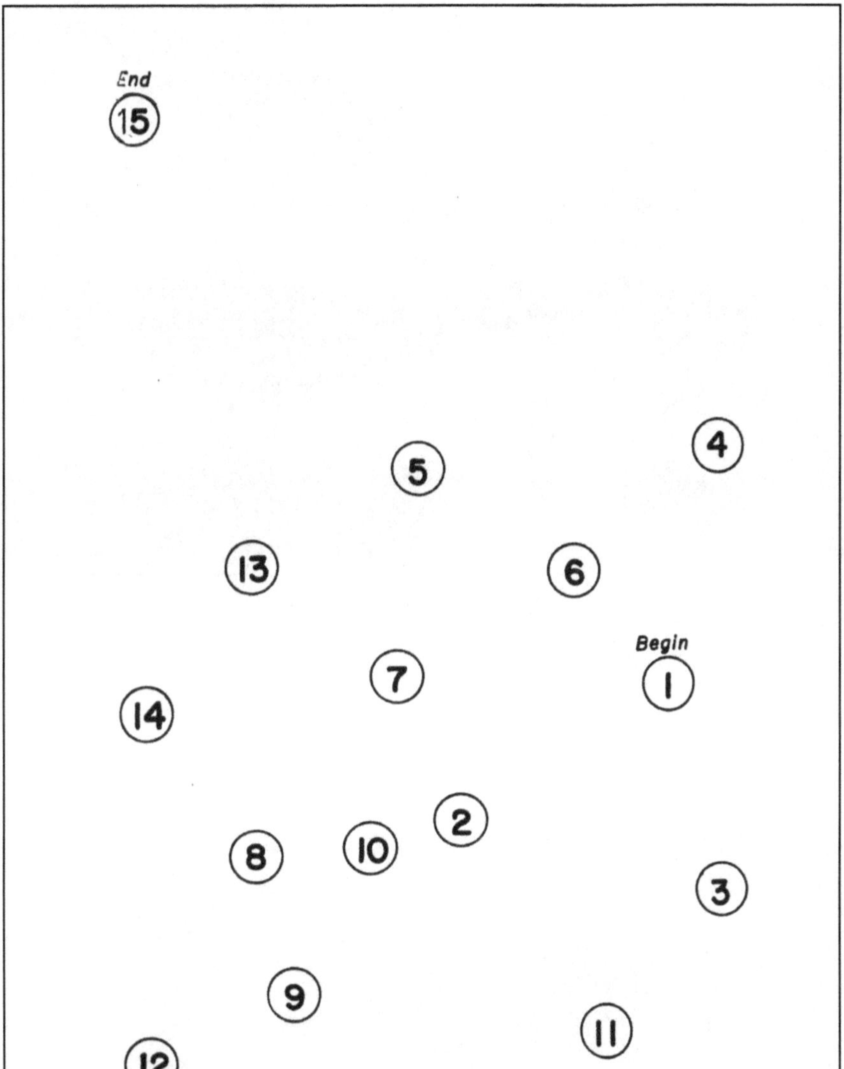

Anhang C3: *Turm von Hanoi (TvH)*

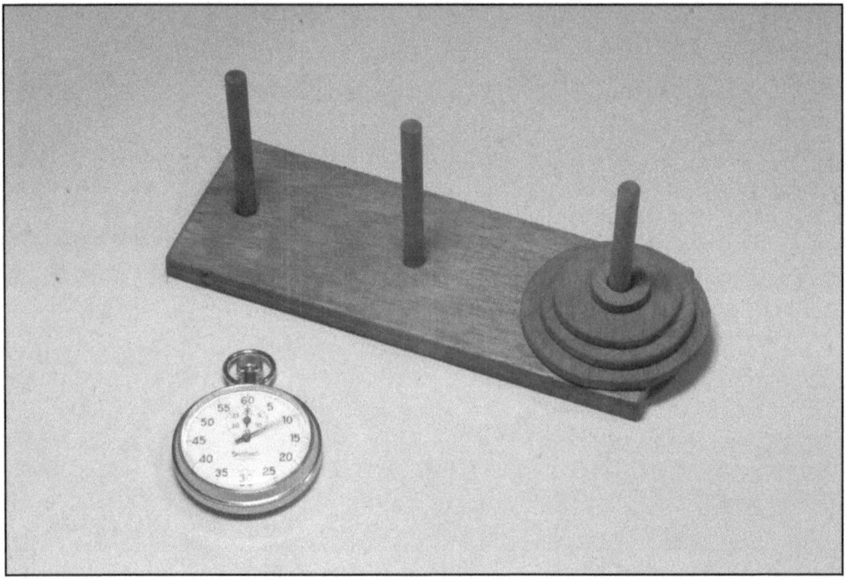

Anhang D1: *Embedded-Figures-Test (EFT)*

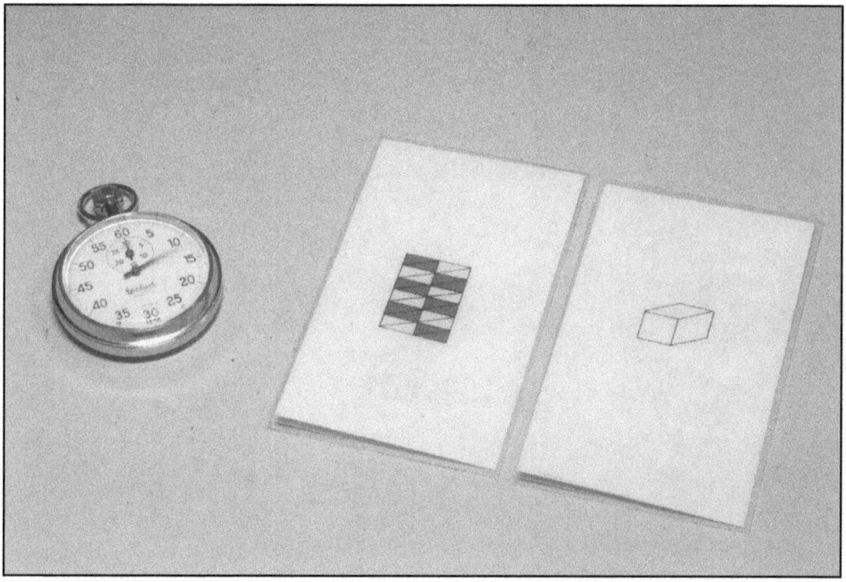

Anhang D2: Mosaiktest

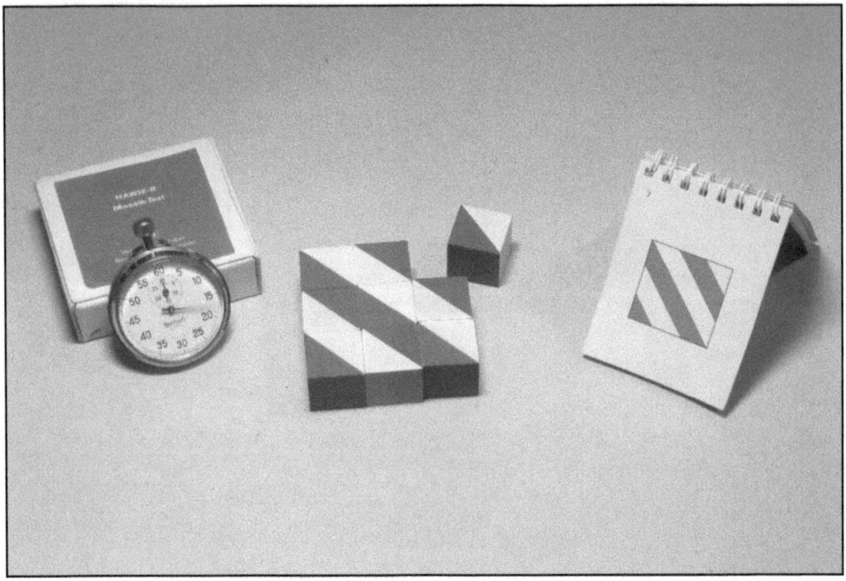

Anhang E1: *Frankfurter Test des Erkennens von fazialem Affekt (FEFA)*

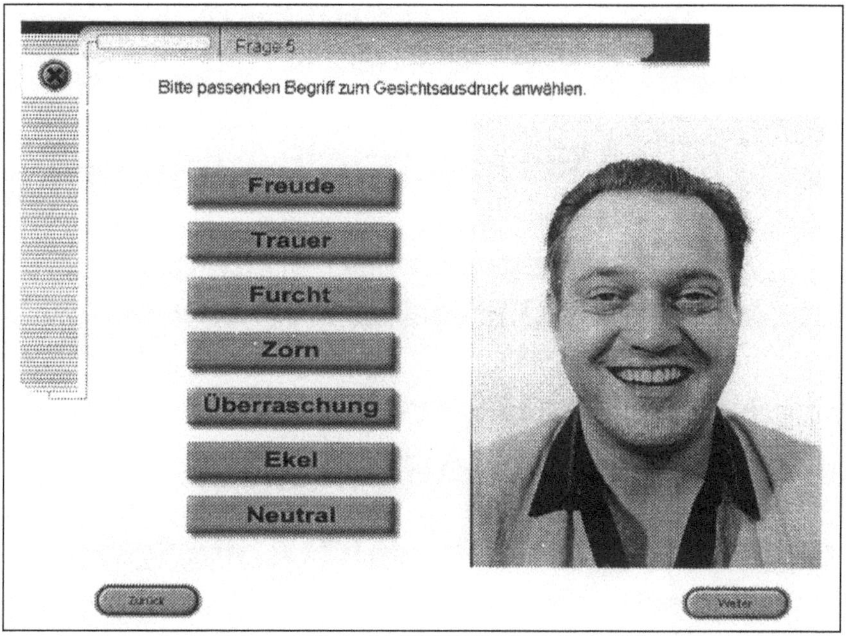

FSC
www.fsc.org
MIX
Papier | Fördert gute Waldnutzung
FSC® C083411

Kolibri 360 GmbH
Ferdinand-Jühlke-Straße 7
99095 Erfurt, Deutschland
produktsicherheit@kolibri360.de